老中药师传统中药技艺传承集锦

武谦虎◎主编
孙德海　季龙宝◎主审

中国健康传媒集团
中国医药科技出版社

内容提要

本书是一部面向基层中药工作者系统介绍老中药师传统中药技艺的专著。本书重点介绍孙德海和季龙宝两位老中药师中药鉴别传统技艺、中药制剂传统技艺、中药炮制传统技艺和中药采集栽培技艺。在中药鉴别传统技艺部分，选取目前市场上容易混淆的中药材和中药饮片，以通俗易记的歌谣形式介绍鉴别要点，并配以适当的文字解说，通俗易懂。本书内容翔实，简明实用。

本书可供医药机构从业人员参考使用，也可供高等职业技术学院中药相关专业师生参考。

图书在版编目（CIP）数据

老中药师传统中药技艺传承集锦 / 武谦虎主编．— 北京：中国医药科技出版社，2021. 4

ISBN 978-7-5214-2374-7

Ⅰ．①老…　Ⅱ．①武…　Ⅲ．①中药炮制学　Ⅳ．① R283

中国版本图书馆 CIP 数据核字（2021）第 065556 号

美术编辑　陈君杞

版式设计　也　在

出版　**中国健康传媒集团**｜中国医药科技出版社

地址　北京市海淀区文慧园北路甲 22 号

邮编　100082

电话　发行：010-62227427　邮购：010-62236938

网址　www.cmstp.com

规格　$710 \times 1000\text{mm}\ ^1/_{16}$

印张　$13\ ^1/_4$

字数　237 千字

版次　2021 年 4 月第 1 版

印次　2021 年 4 月第 1 次印刷

印刷　三河市万龙印装有限公司

经销　全国各地新华书店

书号　ISBN 978-7-5214-2374-7

定价　60.00 元

获取新书信息、投稿、为图书纠错，请扫码联系我们。

编委会

主　编　武谦虎

副主编　凌　美　窦志华　邹圣强

编　者（按姓氏笔画排序）

叶红杏（江苏大学附属镇江三院）
孙小祥（南京中医药大学镇江附属医院）
邹圣强（江苏大学附属镇江三院）
沈永权（南京中医药大学镇江附属医院）
张宏兵（南京中医药大学镇江附属医院）
陆霄鹤（苏州市立医院东区）
陈晓风（镇江市药品检验所）
武谦虎（江苏大学附属镇江三院）
费　凯（镇江市中西医结合医院）
凌　美（江苏大学附属镇江三院）
黄晓凡（镇江市中西医结合医院）
窦志华（南通大学附属南通第三医院）

序

中医药学是中华民族的伟大创造，为中华民族繁衍生息做出了巨大贡献，对世界文明进步产生了积极影响。党和政府高度重视中医药工作，特别是党的十八大以来，以习近平同志为核心的党中央把中医药工作摆在更加突出的位置，中医药改革发展取得显著成绩。同时也要看到，遵循中医药规律的治理体系亟待健全，中医药发展基础和人才建设还比较薄弱，中药材和中药饮片质量良莠不齐，中医药传承不足、创新不够、作用发挥不充分，迫切需要采取有效措施解决以上问题，切实把中医药这一祖先留给我们的宝贵财富继承好、发展好、利用好。

传承创新发展中医药是新时代中国特色社会主义事业的重要内容，是中华民族伟大复兴的大事，对于发挥中医药原创优势、推动我国生命科学实现创新突破，弘扬中华优秀传统文化、增强民族自信和文化自信，促进文明互鉴和民心相通、推动构建人类命运共同体具有重要意义。

《中共中央 国务院关于促进中医药传承创新发展的意见》明确要求，促进中医药传承与开放创新发展，挖掘和传承中医药宝库中的精华精髓，加快推进活态传承，完善学术传承制度，加强名老中医学术经验、老药工传统技艺传承，实现数字化、影像化记录。我市武谦虎主任中药师等一批热爱中医药传承创新的中药人员，具有较强的超前意识和奉献精神，两年前就开始系统地进行了我市孙德海和季龙宝两位老中药师的中药传统技艺传承与收集整理工作。今阅他们辛勤耕耘后编写的《老中药师传统中药技艺传承集锦》一书，颇感欣慰和感激。希望本书的出版发行，能使更多基层中药工作者获益，提升基层中药工作者业务技术水平，提高中药使用的安全性和有效性，惠及更多的患者，为促进中医药事业发展添砖加瓦。

镇江市卫生健康委员会主任

镇江市中医药管理局局长

胡云霞

2020年1月

前言

几千年来，中医药为中华民族的繁衍和健康作出了巨大的贡献。传统中医药技艺是中医药宝库中值得传承和发扬光大的宝贝。中医药非物质文化遗产内容极为丰富，然而由于保护不力，许多技艺已经失传或濒临失传，其价值并没有得到应有的重视，如包括传统中药技艺在内的传统中医药技艺面临后继无人的尴尬局面。而传统中药技艺的传承与应用对提高中药质量和安全性具有重要作用，正如古人所言："如病重药轻，犹如杯水车薪，药不能控制病势；若病轻药重，诛伐太过，药物也会损伤正气。"

传统中药技艺如鉴别、炮制及制剂等是使用传统中药知识进行实践操作的一门应用科学。中药的鉴别、炮制、制剂和使用是以中医理论为基础，具有独特的理论体系和应用形式，充分反映了中国历史、文化、自然资源等方面的特点。传承悠悠千年的传统中医药文化，可让几乎临近失传的传统中药技艺代代相传，对提高中药质量和安全性具有重要作用，尤其对提高中青年中药从业人员业务技术水平具有重要的意义。

传统中药技艺传承工作的最新发展趋势是传承与创新相结合，培养模式是以师徒带教模式为主。本书编者承担了镇江市科技局社会发展项目"镇江市老中药师传统中药技艺传承与推广应用研究"工作，系统地收集整理了我市孙德海和季龙宝两位老中药师的传统中药特色技艺，并编辑成书，希望使更多基层中药工作者获益，提升基层中青年中药工作者业务技术水平。

本书编写过程中承蒙镇江市卫生健康委员会主任、镇江市中医药管理局局长胡云霞女士作序，镇江市科学技术局、镇江市药学会、编者所在单位和中国医药科技出版社给予的大力支持和帮助，在此一并表示衷心感谢。

由于各法定工具书收载内容不断更新，实际工作中，中药来源等内容请以现行版法定工具书收载内容为准。同时，由于编者知识水平有限，书中难免存在不当之处，衷心希望各位读者批评指正。

编　者

2021 年 1 月

目录

第一章
中药鉴别传统技艺

中药鉴别传统技艺是千百年来老药工和药农经验智慧的结晶，通过口传心授，代代相传，并逐渐累积，沿用至今。应用中药鉴别传统技艺识别中药材的真、伪、优、劣，是中药工作者的基本功。其特点是快速简捷、方便实用，用眼看、鼻闻、手摸、口尝和入水、入火等方法即可辨别中药材。本书抓住药材性状的主要特征，描述术语生动形象，便于基层中药学工作者掌握、记忆。

第一节　根及根茎类中药经验鉴别

西洋参

西洋参为五加科植物西洋参的干燥根。均系栽培品。原产加拿大和美国。我国东北、西北、华北等地引种栽培成功，商品称为种洋参。本品呈纺锤形、圆柱形或圆锥形，长3~12cm，直径0.8~2cm。表面浅黄褐色或黄白色，可见横向环纹和线形皮孔状突起，并有细密浅纵皱纹和须根痕。主根中下部有一至数条侧根，多已折断。有的上端有根茎（芦头），环节明显，茎痕（芦碗）圆形或半圆形，具不定根（艼）或已折断。体重，质坚实，不易折断，断面平坦，浅黄白色，略显粉性，皮部可见黄棕色点状树脂道，形成层环纹棕黄色，木部略呈放射状纹理。气微而特异，味微苦、甘。

西洋参的性状鉴别特征，老药工口语总结为“螺丝纹，菊花心”。西洋参横环纹比纵皱纹更明显，尤其是上部可见密集的横环纹，好似螺丝钉一般。折断面平坦致密，淡黄白色。形成层环附近颜色较深，并散有多数红棕色树脂管，好似菊花图案。

市场上发现有用生晒参冒充西洋参，其主要区别：生晒参以纵皱纹明显，伪充品有的可见上部有线扎过的痕迹，环纹不自然；断面有一棕黄色环（形成层），明显而狭窄；主根少有分叉（侧根），且分叉角度小，断面粉性较西洋参强，所含人参皂苷的种类也与西洋参有明显区别。

老中药师孙德海将西洋参性状鉴别特征总结为如下歌谣：

西洋出产西洋参，芦头已除茎痕细。
主根丰满黄白色，环纹明显皮细腻。
身具根痕纵皱浅，质脆坚实皮可离[①]。
引种名曰种洋参，叉大气微苦甘齐。

人参

人参为五加科植物人参的干燥根和根茎。因其生长环境不同，分为野山参（野外天然生长环境）和园参（人工栽培生长环境）。又因采集加工方法差异和精细程度不同，出现多种商品规格。如野山参：有全须生晒参，一般均为

① 皮可离，指西洋参皮部和木质部可分离。

精装；园参：有全须生晒参、生晒参、白参须（剪下的须根及支根习称白须）；人参水子（经加工洁净者）：可加工成红参、皮尾参、红参须及白糖参等。规格等级按500g所含的支数确定。朝鲜红参（进口，又名高丽参）按600g内含有的支数确定规格。现根据老中药师孙德海经验，将人参形态特征分述如下：

1. 野山参（全须生晒野山参）

根茎：又名芦头、参芦。因其细长弯曲，习称"雁脖芦"或"灯草心"；又因茎痕（芦碗）凹陷且密生，形似马牙，习称"马牙芦"。茎上生有不定根，下垂生长，习称"下垂艼"，其形膨大如枣核者，习称枣核艼（园参多呈钉状）。

主根：形态各异，多粗而短，呈纺锤状、疙瘩状，秀美伶俐，俗称"灵体"，又因粗短习称"短横体"（园参相对长大）。主根顶部向下密生深细且黑色的环纹，习称"铁线纹"。主根呈纺锤状的，顶部向下呈落肩样，习称"落肩膀"。体表面细腻且黄，似穿黄色的"马褂"，习称"黄马褂"。

侧根：为主根下生出的支根，较少，2~3条，常呈八字形分开，习称"少数腿"。

须根：生于支根尾端，密集成扫帚形且细长（相当于主根3倍），须根上有明显的瘤状突起，习称"珍珠点"，须根也称"珍珠须"。商品中有见用棉线将参须与支根穿成辫状。

2. 园参（包括全须生晒参、生晒参、白参须、边条参等）

其形态与野山参相比较：根茎较粗、芦碗稀疏，不定根尚未形成枣核状。主根粗而身长，横环纹稀疏且色浅，主根断面没有野山参坚硬紧密，放射状裂隙明显，参须质脆，没有山参柔软，瘤状突起较少。气香特异，味微苦而甜。

3. 红参

主根呈长柱形（园参加工）、长方柱形（精装）。参芦短小，有月牙形茎痕（芦碗），下端支根与须根已除去，全长16cm，直径2cm。表面红棕色，有纵皱纹，可见稀疏横环纹，质坚硬，断面平坦，角质样。气香特异，味微苦而甜。

国产红参出口商品有：新开河参、皇封参、长白参、边条参（石柱参）等。

朝鲜红参（进口高丽参）：与中国人参同源。

边条红参：呈三长特点，即芦长、身（主根）长、腿（支根）长。

4. 白糖参

形态与红参相似，显现体实饱满，表面白色，显现有针刺的点状凸起痕迹，断面黄白色，气味同红参，甜味较浓。

5. 伪品人参

主要以土人参假冒人参，也有其他伪充品。

（1）土人参　为马齿苋科植物栌兰的根。多为加工品，呈圆锥形，多分枝，顶端残留茎基，无芦碗，显木质，镜下可见草酸钙簇晶，但棱角钝尖，无树脂道（人参也有簇晶，但棱角长尖明显，且可见树脂道）。

（2）伪品人参须　为商陆科植物商陆、美商陆的支根。支根较粗长，有明显纵皱，质硬，断面具多层同心圆环（异型维管束），环纹黄棕色（异型维管束），镜下可见草酸钙针晶成束存在。

老中药师孙德海还将人参各类商品性状鉴别特征总结为如下歌谣：

野山参

山参形态显伶俐，灯草心因根茎细。
茎痕凹窝马牙芦，枣核艼是不定根。
主根身矮横体短，铁线纹深皮洁细。
肩垂名曰落肩膀，须根亦称珍珠须。

园　参

园参形态欠伶俐，芦碗稀疏长圆体。
须根如帚质地脆，肩纹不密皮欠细。

红　参

园参蒸制成红参，边条红参长根支。
侧根较短半透明，纵沟皱纹多且甚。

白糖参

形态饱满白糖参，针刺糖浸加工深。
味同红参根须多，身白皮细点状痕。

三七

三七为五加科植物三七的干燥根和根茎，别名参三七、人参三七、金不换，自古以来为名贵药材。三七的经验鉴别特征：正品三七略呈纺锤形或圆锥形，长达6cm，直径4cm，表面灰黄色至灰棕色，顶端有茎痕，周围有瘤状突起，侧面有支根痕，质坚实，断面皮部与木部易分离，切面灰绿色至黄绿色，皮部切面有棕色细小斑点。药材皮表面光滑并呈黄绿色（因采集加工中的互撞作用所致），加上体质坚硬，故称之为“铜皮铁骨身”。口尝是人参味。

市场上发现的三七伪品如下：

（1）莪术、姜黄等　市场上曾发现用姜科植物莪术、姜黄的根茎或姜科其他植物块茎冒充三七，其主要区别：伪品多呈圆柱形或圆锥形，顶端无瘤状突起，体表有明显的环状纹理（茎痕）。气微香，味微苦而辛。

（2）土三七　为菊科植物菊叶三七的根茎，民间多用其鲜品或干品代替三七用，未曾作为商品药材出售，但在集市上发现有冒充三七出售。本品根茎呈拳形团块状，长3~6cm，直径约3cm，表面灰棕色至棕黄色，鲜品常带淡紫红色，全体具瘤状突起，突起物顶端常有茎基或芽痕，下面有细根或细根痕。质坚实，断面灰黄色，鲜品白色。气无，味淡而后微苦。

（3）景天三七　为景天科植物景天三七的全草入药。鲜品肉质，干品草质。饮片短段状，可见叶、茎、花序和黄色小花，易识别。该品已收载入地方药材标准，作景天三七用，但不能伪充三七用。

老中药师孙德海将三七性状鉴别特征总结为如下歌谣：

三七又名金不换，根是瘤状环茎痕。
质坚铜皮铁骨身，断面灰绿放射纹。
侧根筋条芦剪口，带茎须根名绒根。
气微味苦后甘甜，止血散瘀消肿神。
菊叶三七用根茎[①]，拳形块状瘤遍身。
坚实断面淡黄色，中心有髓功效逊。
假品三七莪姜黄，环节明显要细分。

天麻

天麻为兰科植物天麻的干燥块茎。又名赤箭、明天麻、定风草等。冬季采挖的天麻有球茎的特征（有芽、有节、有鳞叶），同时具有块茎特征（长椭圆形的根茎）。只要学习了老药工季龙宝总结的天麻的鉴别经验，掌握其要领，即可鉴别真伪。正品天麻呈椭圆形，扁缩而稍弯曲，长达13厘米，宽达6厘

① 菊叶三七用根茎，在此特别提醒，土三七（菊叶三七）有肝毒性，国内已有多例使用土三七引起肝小静脉闭塞症而造成肝衰竭或死亡的临床报道，故切不可用土三七代替三七使用。

米，厚达2厘米。顶端有枯芽苞，习称“鹦哥嘴”或“红小辫”（冬麻），有的残留茎基（春麻）；另一端为母麻脱落后的凹形疤痕，习称“凹肚脐”。表面黄白色或淡黄棕色，有点状根痕形成环状，习称“横环纹（茎节）”，节上有时可见膜质鳞叶和纵皱纹。质坚实，半透明，不易折断，断面较平坦，角质样（中央有空洞者为春麻）。气特异，具马尿臭气；味甘、微辛。其水浸液加碘试液呈酒红色。老药工季龙宝识别天麻的顺口溜为：上有鹦哥嘴，下有凹肚脐，浑身披的癞蛤蟆皮，断面角质有宝光，掉到地上当啷啷。

市场上发现的天麻伪品如下：

（1）羊角天麻　本品为紫茉莉科植物紫茉莉的根，形态如下面鉴别歌谣所述，易与正品区别。

（2）其他伪品　为茄科植物马铃薯的块茎、美人蕉科植物芭蕉芋的块茎（茎节不明显）、菊科植物羽裂蟹甲草块茎及大理菊的块根。此类伪品，块茎之节不明显，块根无节和节间，更难有尾端内陷的“凹肚脐”特征，还有纵皱、质地及透明度等特征均可与正品相区别。

老中药师孙德海将天麻性状鉴别特征总结为如下歌谣：

天麻球茎长扁圆，点状环纹数余圈。
顶部嫩芽鹦哥嘴，尾端内陷肚脐眼。
断面坚硬较平坦，色泽黄白角质样。
羊角天麻长圆锥，无环无嘴无肚脐[①]。
羽裂蟹甲虽有节，节部根痕留残基。
大理块根纵皱纹，无环中空多相见。
特异气味马尿臭[②]，水浸碘试真伪分。

野生天麻

野生天麻为兰科植物天麻的干燥块茎。野生天麻呈长椭圆形，略扁，皱缩而弯曲。一般两端钝圆，上端有时带有枯干残茎，下端有凹陷呈圆盘状的根痕，带数枚膜质鞘。外表呈黄白色、黄棕色或黄褐色，全身多纵沟，有油点状的须根痕组成横向环纹。质坚而紧密，不易折断。横切面为牙白色或棕黄色，为半透明体，味略甜带辛。

① 无环无嘴无肚脐，指羊角天麻没有天麻样的点状根痕形成的环、顶端没有天麻样的枯芽苞、根底部没有天麻样的脱落后的凹形疤痕。

② 特异气味马尿臭，指野生天麻较栽培天麻马尿臭气更加明显。

野生天麻与人工种植品比较：主要有外形、个头大小、色泽的差异，特别是“鹦哥嘴”或“红小辫”、马尿臭味大小的不同。具体如下：

（1）野生天麻因为外界环境的影响，个头不如人工栽培的大，不如人工的看起来那么均匀，没有同样麻型，长相不一样。较瘦小、干瘪。

（2）野生天麻因为生长在腐质较多的丛林土壤中，大多都是有着黑黑的“皮肤”，没有人工的天麻看起来光鲜。野生天麻的环纹较少，一般只有10条左右，上有竿，底大，圆形。表面呈黄白色或淡棕黄色，半透明。

（3）野生天麻因含较多的药用成分，即天麻苷、天麻醚苷、香草醇。其特殊香味是人工栽培品所不能比的，特别是在气味的持久性上，普通天麻在柜台上摆上一段时间后，气味基本消退；但野生的就不同，即使干燥处理后很久一段时间，气味仍能保持很久而不消退。即马尿臭味较大。

升麻

升麻为毛茛科植物大三叶升麻、兴安升麻或升麻的干燥根茎。商品药材依次称为关升麻、北升麻、西升麻。升麻根茎为不规则块状，多分枝，呈结节状，有洞状茎痕，表面黑褐色，须根多而细。饮片为厚片，断面中空，四周成层片状，空洞周围及外皮脱落处可见网状纹理。老药工形象地称之为“鬼脸绿升麻”。

下列品种为升麻的地区习用品种，使用时应注意与上述升麻鉴别。

（1）广东升麻　为菊科植物华麻花头的根。两广、福建曾经有作升麻用。无根茎特征，根呈圆柱形，长5~15cm，直径0.5~1cm，表面灰黄色或浅灰色，质脆易折，断面浅棕色或灰白色。

（2）红升麻　为虎耳草科植物落新妇的根茎。甘肃、陕西曾经有作升麻用。根茎呈不规则块状，茎痕圆形数个，并有棕黄色绒毛，外皮棕色或黑棕色，凹凸不平，断面白色，微带红色。

老中药师孙德海将升麻性状鉴别特征总结为如下歌谣：

块状根茎多短枝，黑棕黄白内外分。
网状条纹纵切面，皮薄木粗放射纹[①]。
分枝较多北升麻，大小不均西升麻。
升麻混淆品种多，临床使用要细分。

① 皮薄木粗放射纹，指升麻外皮（韧皮部）较薄，木心（木质部）较粗，木质部呈现放射样花纹。

太子参

太子参为石竹科植物孩儿参的干燥块根，又名孩儿参。干燥块根呈细长条形或长纺锤形，长2~6cm，直径0.3~0.6cm。表面黄白色，半透明，有细皱纹及凹下的须根痕。根头钝圆，其上常有残存的茎痕，下端渐细如鼠尾。质脆易折断，断面黄白色而亮，直接晒干的断面为白色，有粉性。气微，味微甘。以肥润、黄白色、无须根者为佳。

老中药师孙德海认为，太子参在阳光下细观察或在放大镜下观察其断面，有三条灰色筋脉纹从中心射线状到达皮部，两条筋脉纹之间形成120°夹角，将断面均匀地分为三个三角区。此特征称为"人字形筋脉纹"。

伪品淡竹叶的纺锤形块根、幼小川麦冬的纺锤形块根、女萎菜的纺锤形块根、宝铎草的纺锤形块根均无以上特征。

老中药师孙德海将太子参性状鉴别特征总结为如下歌谣：

益气健脾孩儿参，主产苏皖有名声。
体实长条皮黄白，断面角质是粉性。
细辨人字筋脉纹，真假太子[①]镜下分。

防风与党参

1. 防风

防风为伞形科植物防风的干燥根，习称关防风。本品根呈长圆柱形，下部渐细，长达30cm，直径达2cm。根头部有明显的密集的环纹，习称"蚯蚓头"。环纹上有棕褐色毛状叶基纤维残存，形似毛须。表面灰棕色，粗糙，具纵皱纹及突起的根痕。体轻，质脆易折断，断面不平坦，皮部浅棕色至棕红色，习称"红眼圈"，木部浅黄色，具裂隙放射纹。气特异，味微甘。饮片为圆形厚片。具有解表祛风，解痉止痛的功效。本品微温而不燥，故称为风药中的润药。

市场上发现的防风伪品如下：

（1）绒果芹　产于河北怀安县，习称"怀安小防风"。与正品易混淆，唯有分枝，形体较小。具胡萝卜气，微甜。

（2）水防风　来源于河南产植物宽萼岩风、华山前胡。根头部均不具环

---

① 太子，指太子参。

纹，气微，味淡。

（3）云防风　来源于植物竹叶防风、松叶防风和杏叶防风。根头部无明显蚯蚓头环纹，毛须少见或无，断面皮部白色，前二者味甘，后者味苦。

（4）川防风　来源于植物竹节前胡和华中前胡。根头部无蚯蚓头，味苦。

（5）西北防风　根头部有细密环纹，但断面平坦显粉性，致密。

老中药师孙德海认为，防风切片后极易与党参饮片混淆。但细辨认，党参外皮多灰白色而防风为灰黄色。两者横切断面都带菊花心，但党参的形成层为淡黄色环，防风的形成层则为棕黄色环。党参味甘甜，嚼之无渣；防风味先甜后带苦麻味，嚼之柴性。老中药师孙德海将防风性状鉴别特征总结为如下歌谣：

防风圆柱渐下细，蚯蚓头上毛叶基。
体轻质脆红眼圈，嗅之微甘气特异。
辛温解表祛风痛，胜湿解痉功效奇。

2. 党参

《中华人民共和国药典》（以下简称《中国药典》）（2020 年版）收载党参来源为桔梗科植物党参、素花党参、川党参的干燥根，药材分别称为潞党参、西党参、川党参。从商品调查看，因其来源和产地的不同，显示其复杂性。

（1）潞党参　呈长圆柱形，长 10~35cm，直径 0.4~2cm。表面黄棕色至灰棕色。根头部有多数疣状突起的茎痕及芽，习称“狮子头”。根头下有致密的环状横纹，向下渐疏，达全长的一半（栽培品环状横纹疏少）。主根有纵皱纹，支根断落处有黑褐色的胶状物。质柔软。断面稍平坦，有裂隙或放射状纹理，皮部黄白色至黄棕色，木部淡黄色，有特异香气，味甜，无渣。

（2）西党参　为桔梗科植物素花党参的根。有狮子盘头，根中部多有分枝，稍细，几无环纹，质硬脆，气淡，味微甜，有渣。

（3）川党参　为桔梗科植物川党参的根。有狮子盘头，根少有分枝，稍粗，环纹疏或无，质稍硬，味微甜。

（4）党参的习用品　这些根头部均无狮子盘头，根的形态、质地与正品差别很大。其中球花党参和灰毛党参（产于四川西部并习用）根头有少量疣状突起，但不成狮子盘头，根呈长纺锤形，质硬而脆，气无味淡。新疆党参（产于新疆并习用）根呈长纺锤形，质硬脆，稍粗，气无味淡。

市场上发现的党参伪品如下：

（1）羊乳　为桔梗科植物羊乳的根。呈短纺锤形，中部膨大，质地松泡，气无味苦。本品已以四叶参为名称收入地方药品标准，因药材形似海螺状，故又名山海螺。具有补血通乳，清热解毒，消肿排脓的功效。

（2）迷果芹根　本品为伞形科植物迷果芹的根。呈长纺锤形或类圆锥形，根部有致密环状纹理，但无狮子盘头，质硬，具胡萝卜气，味微甜。根的断处也无黑色胶状物。

老中药师孙德海将党参性状鉴别特征总结为如下歌谣：

党参用根桔梗科，疣状突起狮子头。
环状横纹头下密，支根断处胶状留。
断面平坦有裂隙，味甜无渣质润柔。
川党条党显纵纹，质硬味淡品质丑。
管花党参质较坚，色白微甜残渣留。
羊乳块根非圆柱，皮薄木粗山海螺。
饮片泛油质已变，配方充我法当纠。

白芷、山药与天花粉

1. 白芷

白芷为伞形科植物白芷或杭白芷的干燥根。饮片为厚片。本品呈长圆锥形，长 10~25cm，直径 1.5~2.5cm。表面灰棕色或黄棕色，根头部钝四棱形（川白芷为近圆形），具纵皱纹、支根痕及皮孔样的横向突起，有的排列成四纵行。顶端有凹陷的茎痕。质坚实，断面白色或灰白色，粉性，形成层环棕色，近方形（川白芷为近圆形），皮部散有多数棕色油点。气芳香，味辛、微苦。

老中药师孙德海认为，粉性足的白芷切片后易与天花粉、山药片混淆，但细辨认山药、天花粉均无芳香味，断面无棕色环纹，并将白芷的性状鉴别特征总结为如下歌谣：

白芷圆锥顶凹陷，体表散生疙瘩丁。
断面环纹有方圆[①]，隆起四纵显四棱。
皮部棕色是油点，紫外灯下蓝色显。
香气浓烈味苦辛，祛风解表肿痛定。

2. 山药

山药为薯蓣科植物薯蓣的干燥根茎。主产于河南省怀庆，故称怀山药，其

① 断面环纹有方圆，指白芷断面的形成层环呈方圆型。

品质好。因加工方法不同而分为光山药和毛山药两种商品药材。现将其性状鉴别特征分述如下：

（1）光山药　呈圆柱形，两端齐平，粗细均匀，光滑洁白，粉性强，质脆易折，嚼之有黏性，味淡，微酸。

（2）毛山药　呈圆柱形，弯曲不直，稍扁，显黄棕色或浅棕色，具斑点或须根痕，有纵皱纹及纵沟，两端不整齐。

市场上发现的山药伪品如下：

（1）木薯　为大戟科植物木薯的根。呈圆柱形，刮去外皮，其横断面有明显的皮部，韧皮部和木质部由明显的形成层环分割成皮部和木部（此为双子叶植物根的主要特征，而山药为单子叶植物）；其裂隙为皮部薄壁细胞组织因干燥而形成，故饮片或药材横切片均可见环纹和裂隙（山药无此特点）。若在加工过程中用刀削去皮或剥去皮，也能见到残存皮部、形成层的纹或去皮后表面残留的纤维纹理，断面放射状裂隙明显。

（2）番薯（红薯）　为旋花科植物番薯（红薯）的块茎。基本特征与木薯相似，但多显粗糙或切割成小块，较易分辨。

（3）参薯　与山药同科不同种，其根茎形态变化较大，呈团块状或短柱状，弯曲，有横沟纹，加工时表面皮部呈紫黑褐色特征，饮片较为难看，但大小不均匀，周表面可见药材表面紫褐残迹，而毛山药无此特征。

老中药师孙德海将山药性状鉴别特征总结为如下歌谣：

地道薯蓣怀山药，主补脾胃益肺肾。
饮片粉性无环隙[①]，加工商品光毛分。
木薯红薯为假冒，环隙纤维真假分。
参薯块茎变异大，带皮紫黑褐色痕。

3. 天花粉

天花粉为葫芦科植物栝楼或双边栝楼的干燥根。药材呈不规则圆柱形、纺锤形或瓣块状，长 8~16cm，直径 1.5~5.6cm；表面黄白色或淡棕黄色，有纵皱纹、细根痕及略凹陷的横长皮孔，有黄棕色外皮残留；质坚实，断面白色或淡黄色，富粉性，横切面可见黄色导管孔略呈放射状排列；纵切面可见黄色条纹状导管；无臭，味微苦。饮片外皮黄白色，未去净粗皮的显棕色斑痕，质坚实，切面白色，富粉性，有淡黄色筋脉点，略呈放射状排列。

① 无环隙，指山药的饮片或药材横切片均不见木薯所具有的环纹和裂隙。

独活、羌活与当归

1. 独活

独活为伞形科植物重齿毛当归的干燥根，习称“川独活”。主根粗短，略呈圆柱形，长10~30cm，直径1.5~3cm。根头膨大，有横皱纹，顶端有茎、叶的残痕或凹陷，表面灰褐色或棕褐色，具深纵皱纹，有隆起的横长皮孔样突起及稍突起的细根痕。切面皮部灰白色，可见多数黄棕色或棕色油点，木部灰黄色至黄棕色，显棕色环纹，具特异香气，味苦、辛、麻舌。

市场上发现的独活伪品如下：

（1）香独活　为伞形科植物毛当归的干燥根及根茎。切断面的皮部为灰白色，散在棕黄色油点，形成层环呈棕色，质地轻而脆，气芳香，味微甜而辛辣。

（2）牛尾独活　为伞形科植物牛尾独活的干燥根。根头部膨大，折断面皮部黄白色，略显粉性，散在棕黄色油点，有裂隙，形成层环呈棕色，木质部淡黄色，显菊花纹理。质地坚韧。香气特异，味微苦麻。

（3）山独活　为伞形科植物软毛独活的干燥根和根茎。横切面类白色，可见橙黄色油点，近形成层可见淡棕色环，木质部淡黄色。质地较坚韧。气微香，味微苦。

（4）“吉林大活”　为伞形科植物白芷的根，具有白芷的药材特征，为混用品。

老中药师孙德海将独活性状鉴别特征总结为如下歌谣：

主根粗短多分枝，根头膨大横皱纹。
断面有一棕色环，表面棕褐见空痕[1]。
皮部灰白木黄棕，棕色油点存皮中。
特异香气微麻舌，祛风除湿止痹痛。
独活有假有混用，请君查伪判异同。

2. 羌活

羌活为伞形科植物羌活或宽叶羌活的干燥根茎及根。按产地分为川羌及西羌。按药材性状分为蚕羌、竹节羌、条羌及大头羌。现将羌活性状鉴别特征分述如下：

---

① 空痕，指独活药材表面有隆起的横长皮孔及稍突起的细根痕。

（1）蚕羌 / 竹节羌　来源于植物羌活。根茎为圆柱形略弯曲，环节紧密似蚕，长 4~13cm，直径 0.6~2.5cm，表面棕褐色至棕黑色，有点状根痕及棕色破碎鳞片，外皮脱落处呈棕黄色。体轻，质脆，易折断，断面不平坦，有放射状裂隙，皮部棕黄色，可见黄色分泌腔，习称“朱砂点”，木质部黄白色，髓部黄色至黄棕色。有特异败油气味。味苦而辛。有些根茎环节疏生拟竹节状者，习称“竹节羌”。

（2）条羌 / 大头羌　来源于植物宽叶羌活。根茎及根呈类圆柱形，长 8~15cm，直径 1~3cm。根茎部具茎基及叶鞘残基，根部具纵纹及皮孔。质松脆，易折断。断面略平坦，皮部浅棕色，木部黄白色。气味较淡。有的根茎粗大，具不规则结节状，顶部具数个茎基，根较细，习称“大头羌”。

市场上有以蔷薇科植物地榆的根切片，掺入正品中冒充羌活，伪品形状特征：呈不规则的纺锤形或圆柱形，外皮暗紫红色或棕黑色，有纵皱及横向裂纹，顶端有时具环纹；质坚硬，不易折断，切面呈灰棕色，横切面可见细密放射纹理，纵切的特征面可见“筋脉”条纹，无真品的断面特征；闻之气微，无特殊香气，口尝味苦涩，无麻舌感。

老中药师孙德海将羌活性状鉴别特征总结为如下歌谣：

羌活药用根根茎，品种繁多明端详。
蚕羌节短形如蚕，密集隆起节成环。
体轻质脆易折断，皮部棕黄朱砂点。
节间稀疏竹节羌，节密根长名条羌。
根茎较短大头羌，疣状突起布身上。
药性辛温归肝经，祛风止痛散表寒。

3. 当归

当归为伞形科植物当归的干燥根。根略呈圆柱形，根上端称“归头”，主根称“归身”，支根称“归尾”，全体称“全归”。全归长 15~20cm，有纵皱纹和横长皮孔样突起，质柔韧，油性足。断面黄白色或淡黄棕色，皮厚，占木部 1/2~2/3，形成层黄棕色呈环状，木部和皮部布满棕色油点（油室）。香气浓郁，味甘、辛、微苦。

市场上发现的当归伪品如下：

（1）东当归　为伞形科植物东当归的干燥根。支根多而细，香气弱，断面油性差。

（2）云南野当归　为伞形科植物云南野当归的干燥根。呈红棕色，较短，

7~10cm，气弱，味甜而后苦。断面油性差。

（3）紫花前胡　为伞形科植物紫花前胡的干燥根。主根较长，全长较短，5~10cm，无当归气，味辛辣。

（4）欧当归　为伞形科植物欧当归的干燥根。灰棕色至灰黄色，根头膨大，顶端有两个以上茎痕和叶残基，长 20~30cm，味甜而麻舌，油性差。

老中药师孙德海将当归性状鉴别特征总结为如下歌谣：

全当归指头尾身，根头膨大留茎痕。
归身粗短显纵纹，归尾渐细四五根。
质地柔韧油性足，棕色油点满片存[1]。
香气浓郁味甘辛，补血活血调经神。
市场伪品假冒多，请君辨别来细分。

现将独活、羌活与当归的性状区别分列表 1–1–1。

表 1–1–1　独活、羌活及当归区别一览表

品名	独活	羌活	当归
来源	伞形科植物毛当归和重齿毛当归的干燥根（前者称香独活，后者为川独活）	伞形科植物羌活或宽叶羌活的干燥根茎及根	伞形科植物当归的干燥根
气味（鼻闻）	特有的独活气味	特有的羌活香气	特异浓郁香气
质地（手摸）	最硬	粗糙、松脆	松软
外形（眼看）	有主根，支根近似当归形态（药材），根头膨大，主根粗短，支根 2~3 根	有根茎特征（节明显）	片形直径大小不一，有归头片、归身片、归尾段，药材主根粗长，活润，外表色黄棕褐，切断面形成层明显
功效	祛风散寒，除湿止痛	发表散寒，祛湿止痛	补血活络，调经，润肠通便
备注	假品：五加科植物，楤木的根茎，称九眼独活，饮片时可见孔洞		柴性大，干枯无油性，显绿褐色者不可入药

怀牛膝与川牛膝

1. 怀牛膝

怀牛膝为苋科植物牛膝的干燥根。牛膝的性状鉴别特征：根为长圆柱形，

① 棕色油点满片存，指当归饮片或药材横断面的木部和皮部布满棕色油点（油室）。

略弯。长 15~70cm，直径 0.4~1cm。表面呈灰黄色，有细密纵皱纹。质硬脆，易折断，受潮后变软，断面平坦，显淡黄色，能看到成圈状散列的维管束 2~3 轮。味甜。

市场上有柳叶牛膝（有些地区叫红牛膝）冒充。其性状鉴别特征为：根淡红色至红色，粗短质硬。叶片披针形，叶片上面深绿色，下面紫红色至深紫色。花序带紫红色。不可作牛膝用。

老中药师孙德海将牛膝性状鉴别特征总结为如下歌谣：

细长圆柱牛膝根，表面灰黄细纵纹。
断面淡黄角质样，白点嵌成同心纹①。
散瘀消痈又通络，补益肝肾能强筋。
柳叶牛膝红牛膝，根茎粗短色红棕，
此种牛膝是伪品，临床应用要分清。

2. 川牛膝

川牛膝为苋科植物川牛膝的干燥根。川牛膝的性状鉴别特征：近圆柱形，微微扭曲，向下稍细，有的有少数分枝。长 30~60cm，直径 0.5~3cm。表面黄棕色或灰褐色，有支根痕、横长皮孔样突起，断面黄白或棕黄色。点状维管束排列成同心环 4~7 轮。有纤维性，口嚼渣多，味甜。

市场上有麻牛膝来冒充。其性状鉴别特征为：来源于植物头花杯苋，与川牛膝属近缘植物。其根粗短质硬，圆锥状形，纤维性较强，味微甜而后苦，麻而刺舌。不可作川牛膝用，应注意区分。

老中药师孙德海将川牛膝性状鉴别特征总结为如下歌谣：

川牛膝根呈圆柱，粗长表面皮空突。
断面黄白或棕黄，同心环纹较显著。
祛风利湿又活血，性平味甘不麻苦。
麻牛膝，是伪品，麻而刺舌味道苦。

现将怀牛膝与川牛膝的性状区别分列表 1-1-2。

表 1-1-2　怀牛膝与川牛膝区别一览表

品名	怀牛膝	川牛膝
来源	苋科牛膝的根	苋科川牛膝的根
根	较细	较粗

① 白点嵌成同心纹，指怀牛膝断面点状异型维管束排列成同心环。

续表

品名	怀牛膝	川牛膝
切片面	异型维管束 2~3 圈	异型维管束排列 4~7 圈
咀嚼	久嚼几无渣	渣多
植物花序	穗状花序	头状花序
功效	补肝益肾、强壮筋骨、通经络、散恶血	逐瘀通经，通利关节，利尿通淋

贝母类药材

根据全国主流产区，把贝母商品分成了五大品系，分别为川贝母、浙贝母、伊贝母、平贝母和湖北贝母。

1. 川贝母

川贝母为百合科植物川贝母、暗紫贝母、甘肃贝母、梭砂贝母、太白贝母、瓦布贝母的干燥鳞茎。因为形态、大小的差别，商品分为松贝、青贝、炉贝和栽培品，统称为川贝母。商品分系性状特征如下：

（1）松贝　主产于四川松潘地区。该商品体形较小，最外层鳞叶二片，大小悬殊，互相紧密抱合。大鳞叶抱住小叶，闭合状。露出的小鳞叶呈新月形，习称“怀中抱月”。内有心芽和小鳞叶，先端钝圆或稍尖。底平，微凹，中心灰褐色鳞茎盘残存须根。断面富粉性，微苦。

（2）青贝　货品源于四川青川县。外形呈类扁球形，较松贝偏大 3~5 倍，直径 0.4~1.6cm。外层两鳞叶大小相近，相对抱合，顶端形成裂口，内有心芽和小鳞叶 2~3 枚。底部钝圆，味苦。

（3）炉贝　因集中于打剑炉地区而命名。外形呈长圆锥形，高 0.7~2.5cm，在川贝母品种中最大。外表类白色或浅黄棕色，有的具有棕色斑点，俗称“虎皮斑”。二鳞叶大小相近，基部稍偏斜，先端开裂，似唇错开反卷。断面糙，味苦。

（4）栽培品　呈类扁球形或短圆柱形，高 0.5~2cm，直径 1~2.5cm。表面类白色或浅棕黄色，有的具浅黄色斑点。外层鳞叶 2 瓣，大小相近，顶部开裂而较平。

市场上常有伪品冒充川贝母，常见的有：

（1）一轮贝母　为百合科一轮贝母的鳞茎。不分瓣，形似陀螺。表面一侧有浅沟痕，断面角样，味淡。

（2）光慈菇　为百合科老鸦瓣的鳞茎。圆锥形，不分瓣，有一侧纵沟，断面角质样，有圆形心芽。

（3）丽江山慈菇　为百合科丽江山慈菇球茎。不规则圆锥形，不分瓣，顶端尖，味苦麻，有毒。

（4）土贝母　为葫芦科土贝母块茎。形似蒜瓣，表面光滑，有纵皱纹，质硬。

注：川贝母形态差异虽大，但千年的临床实践证明其功效一致，都有清热润肺、止咳化痰之效。贝母品种复杂，除商品川贝母外，尚有平贝母、伊贝母、浙贝母中的珠贝母冒充川贝母，甚至用假货假冒，注意鉴别。

2. 浙贝母

浙贝母为百合科植物浙贝母的干燥鳞茎，又主要分为大贝和珠贝。

（1）大贝　又名元宝贝。是浙贝母鳞茎外层单瓣肥厚鳞叶，一面凹入，一面凸出，厚度为 1.5cm 左右。表面类白色至淡黄白色，质脆易折断，富粉性，味苦。

（2）珠贝　是完整的鳞茎，扁球形。外层 2 枚鳞叶，大且肥厚，似肾形相互对合，内有小鳞叶 2~3 枚。

老中药师孙德海将川贝母与浙贝母药材性状鉴别特征总结为如下歌谣：

川贝母

松贝虽小怀抱月，炉贝虎皮顶开裂。

青贝体胖扁球形，鳞叶等大互抱贴。

顶裂芽鳞二三枚，止咳化痰清肺热。

浙贝母

浙贝鳞叶似小船，珠贝完整呈扁球。

色白粉足质坚脆，化痰清热又散结。

苏贝来源同浙贝，色黄质差留棕斑。

3. 伊贝母

伊贝母为百合科植物新疆贝母或伊犁贝母的干燥鳞茎。

（1）新疆贝母　扁球形，类白色，表面光滑，外层鳞叶月牙形，大小相近紧靠，顶端平展有裂口，基部钝圆。内有较大鳞片，心芽。断面粉性，微苦。

（2）伊犁贝母　圆锥形，偏大，粗糙表面呈淡黄白色。外层鳞叶心脏形，肥大，近等大，抱合。顶端尖，很少开裂，基部微凹。

4. 平贝母

平贝母为百合科植物平贝母的干燥鳞茎。扁球形，直径 0.6~2cm，表面乳白色或淡黄白色。二鳞叶肥厚抱合，顶端平或微凹，常有小裂口。中央鳞片小，粉性，味苦。

粉葛与葛根

1. 粉葛

粉葛为豆科植物甘葛藤的干燥根。又名甘葛。本品呈圆柱形、类纺锤形或半圆柱形，长 12~15cm，直径 4~8cm，有的为纵切或斜切的厚片，大小不一。表面黄白色或淡棕色，未去外皮的呈灰棕色。横切面可见由纤维形成的浅棕色同心性环纹，纵切面可见由纤维形成的数条纵纹。体重，质硬，富粉性。

2. 葛根

葛根为豆科植物野葛的干燥根。又名野葛。本品呈纵切的长方形厚片或小方块，长 5~35cm，厚 0.5~1cm。外皮淡棕色，有纵皱纹，粗糙。切面黄白色，有的纹理明显。质韧，纤维性强。

注：除上述两种《中国药典》（2020 年版）收载品种外，尚有多种同属植物在部分地区作葛根使用，但总黄酮含量较低，质量较差，如峨眉葛藤、三裂叶葛藤等。

老中药师孙德海将粉葛与葛根的性状鉴别特征总结为如下歌谣：

甘葛根片方块状，质重色白粉性强。
野葛类白长方片，切面粗糙纤维强。
味甘解肌又透疹，生津止渴降糖良。

桔梗

桔梗为桔梗科植物桔梗的干燥根。本品呈圆柱形或长纺锤形，略扭曲，少有分枝，长达 25cm，直径达 2.5cm。顶端有较短的茎痕（习称芦头），其上有半月形的茎痕（习称芦碗）。根表面白色或黄白色，不去外皮的表面黄棕色至灰棕色，具不规则纵皱或沟纹。质硬脆，易折断，断面不平坦，可见放射状裂隙，皮部类白色，形成层环明显，木质部淡黄色。气微，味苦。具有祛痰、利咽、排脓的功效。

桔梗伪品多系石竹科植物丝石竹等的根伪充。其根头有多数茎痕，体轻，质松，断面有异型维管束，呈黄白色点状散在，裂隙较多。

老中药师孙德海将桔梗性状鉴别特征总结为如下歌谣：

桔梗圆柱长纺锤，芦头有碗半月规[①]。
去皮身白淡黄色，有皮黄褐质硬脆。
断面皮白木淡黄，明显环纹味苦微。
假冒桔梗多茎痕，体轻质松裂隙随。

黄芪与红芪

1. 黄芪

黄芪为豆科植物膜荚黄芪、蒙古黄芪的干燥根。本品呈圆柱形，极少分枝，直径达3.5cm，表面黄棕色，具浅纵皱纹及横向皮孔，质硬而韧，显粉性，皮部占断面的2/3，皮部黄白色，木部淡黄色，有菊花心及裂隙，俗称“金井玉栏”。具豆腥气，气微，味微甜。镜下可见石细胞（韧皮部）、淀粉粒，无草酸钙结晶和晶纤维。具有补气固表，托毒排脓，生肌，利尿的功效。

2. 红芪

红芪为豆科植物多序岩黄芪的干燥根。与黄芪相比，皮部占断面的一半，表面栓皮易脱落，断面菊花心和裂隙明显，镜下有草酸钙方晶，但无石细胞。

3. 黄芪习用品

豆科植物梭果黄芪、多花黄芪、金翼黄芪等植物的根作为地区习用品使用。性状虽与正品相似，但梭果黄芪的根有分枝，皮部与木部易分离，豆腥气弱，镜下外韧皮部可见石细胞；多花黄芪根上部多腐朽木状，皮部薄，仅占断面的1/3。气弱，味微苦。镜下所见与梭果黄芪相同；金翼黄芪主根多二歧分枝，皮厚，可占断面的一半。有豆腥气。无石细胞。

4. 伪品黄芪

为豆科植物紫苜蓿 、兰花棘豆、白香草木樨和锦鸡儿等植物的根，锦葵科植物黄蜀葵、欧蜀葵、圆叶锦葵的根。此类伪品根头多粗大，根体多分枝，皮孔棱长形，栓皮多已去，质脆易折断，多数皮较薄，难点可在镜下求助。依据正品特征，排他法便可解决。如锦鸡儿根可见晶纤维（正品无），白香草木樨无淀粉粒（正品有）。若见草酸钙簇晶者为伪品（正品无簇晶）。

---

① 芦头有碗半月规，指桔梗顶端有较短的茎痕（习称芦头），其上有半月形的茎痕（习称芦碗）。

老中药师孙德海将黄芪性状鉴别特征总结为如下歌谣：

豆科膜荚蒙古芪，表面皱纹皮孔依。
断面纤维且粉性，皮木黄白二三比。
裂隙射线菊花心，补气排脓且生肌。
多序岩芪名红芪，灰红棕色作外衣，
栓皮易剥露皮纤，降压抗菌胜黄芪。
伪作黄芪数多种，苜蓿棘豆与锦鸡。
圆叶锦葵欧蜀葵，且见白香草木樨。

甘草

甘草为豆科植物甘草、胀果甘草、光果甘草的干燥根及根茎。根呈圆柱形，长 25~100cm，直径 0.6~3.5cm。外皮松紧不一，表面红棕色或灰棕色，具显著的纵皱纹、沟纹、皮孔及稀疏的细根痕，断面略显纤维性，形成层环明显，射线呈放射状，有裂隙。根茎呈圆柱形，表面有芽痕，断面中部有髓。气微，味甜而特殊。甘草药性甘平，具有补脾益气，清热解毒，缓急止痛，调和诸药的功效。

老中药师孙德海将甘草性状鉴别特征总结为如下歌谣：

甘草根呈圆柱形，表面棕红纵沟纹，
断面纤维放射状，层环明显有裂痕。
根茎表面有芽痕，中部有髓甜味好。
补脾益气缓急痛，调和诸药称“国老”。

地榆

1. 地榆

地榆为蔷薇科植物地榆或长叶地榆的干燥根。后者习称绵地榆。

（1）地榆　本品呈圆柱形，稍弯曲，表面灰色或褐暗棕色，具粗糙纹。质硬，断面平坦，显粉红色，木部略呈放射状排列。气微，味微苦涩。

（2）绵地榆　本品呈长圆柱形，稍弯曲，着生于短粗的根茎上；表面红棕色或棕紫色，具细纵纹。质硬，断面平坦，显黄棕色或红棕色，皮部有多数黄白色或黄棕色绵状纤维。气微，味微苦涩。

2. 伪品

曾有发现把蓼科植物拳参、虎杖的根茎误作地榆用。这两个品种其药用部位均为根茎，而地榆的药用部位是根，二者器官特征以及药材本身特征均可加以区别。

老中药师孙德海将地榆性状鉴别特征总结为如下歌谣：

地榆根呈圆柱形，表面棕色粗糙纹。
断面平坦粉红色，排列成环形成层，
木部略显放射纹，拳参虎杖莫相混。
味苦酸涩性微寒，解毒敛疮止血神。

山豆根与北豆根

1. 山豆根

山豆根为豆科植物越南槐的干燥根和根茎。药性苦，寒；有毒。有清热解毒，消肿利咽之功效，常用于火毒蕴结，乳蛾喉痹，咽喉肿痛，齿龈肿痛，口舌生疮。本品呈不规则的结节状，顶端常残存茎基，其下着生根数条。根呈长圆柱形，常有分枝，长短不等。表面棕色至棕褐色，有不规则的纵皱纹及横长皮孔样突起。质坚硬，难折断，断面皮部浅棕色，木部淡黄色。有豆腥气，味极苦。显微镜下皮层（近外侧）薄壁细胞中含有草酸钙方晶，形成断续排列的含晶细胞环。理化试验显生物碱反应和色素反应。

2. 山豆根习用品及伪品

（1）同科木兰属植物的根及根茎　根茎呈凸凹不平的团块，根呈圆柱形，但多弯曲，全长可达 50cm（较山豆根长，类北豆根长），直径 0.4~1cm（山豆根粗达 1.5cm），表面灰棕色至黄棕色，有纵条纹，栓皮常呈片状剥落，质坚实易折，略显纤维性。气微，味苦。

（2）滇豆根　为毛茛科植物铁破锣的根茎，仅在云南习用。根茎呈类圆柱形，有分枝，有根痕（无根）。全长 3~10cm，较短，直径较细，仅为 0.3~0.8cm，表面棕褐色，具节和节间的特征。质坚脆，易折，断面略显黄色，角质样。气微，味苦。

（3）百两金　为紫金牛科植物百两金的根茎，仅福建习用。本品根茎膨大，根簇生于根茎下，根圆柱形，全长 5~25cm，直径 0.2~1cm，表面灰棕色至紫褐色，具纵皱纹和环状撕裂痕，皮部与木部分离，皮部占断面的一半。质坚脆。气微，味苦辛。

3. 北豆根

北豆根为防己科植物蝙蝠葛的干燥根茎。其性味苦寒；有小毒。有清热解毒，祛风止痛之功效，常用于咽喉肿痛，热毒泻痢，风湿痹痛等症。本品根茎呈细长圆柱形，弯曲，有分枝，长可达50cm，直径0.3~0.8cm。表面黄棕色至暗棕色，多有弯曲的细根，并可见突起的根痕和纵皱纹，外皮易剥落。质韧，不易折断，断面不整齐，纤维细，木部淡黄色，呈放射状排列，中心有髓。气微，味苦。显微镜下在薄壁细胞中有草酸钙方晶、针晶、棒状晶及石细胞。

老中药师孙德海将山豆根与北豆根性状鉴别特征总结为如下歌谣：

山豆根

豆科植物越南槐，块状根茎结节横。
顶留茎痕下留根，根茎圆柱数条生。
长短不等棕黑色，表面纵皱皮孔横。
坚硬难折平坦面，黄棕黄白皮木分。
气微豆腥味极苦，利咽消肿解毒能。

北豆根

防己科中蝙蝠藤，根茎细长留根痕。
表面黄棕皮易落，质硬难折纤维存。
切面呈现车轮纹，皮薄木粗心髓存。
镜下三晶相区分[①]，清热祛风止痛能。

苦参

苦参为豆科植物苦参的干燥根。药材呈圆柱形，长10~30cm，直径1~6.5cm，表面灰棕色或棕黄色，具纵皱纹及明显的横长皮孔样突起，栓皮破裂卷曲，脱落处显黄色，光滑。质坚韧，断面纤维性，显黄白色，具放射纹，微细，气微，味极苦。本品性味苦寒，具有清热利尿，燥湿杀虫的功效。

老中药师孙德海将苦参性状鉴别特征总结为如下歌谣：

豆科植物苦参根，棕黄圆柱纵皱纹。
质地坚韧难折断，断面黄白纤维存。
切面微细放射纹，清热燥湿杀虫能。

① 镜下三晶相区分，指北豆根在显微镜下可见薄壁细胞中有草酸钙方晶、针晶、棒状晶。

防己

1. 防己

防己为防己科植物粉防己的干燥根。因其粉性较强，又名粉防己。根在弯曲处有深陷横沟而成结节状瘤块样，形似猪大肠。饮片为圆形厚片，横切面灰白色，射线呈放射状，形似车轮状。粉性强，味苦。

2. 汉中防己

汉中防己为马兜铃科植物异叶马兜铃的根。质坚实，不易折断，断面黄白色，粉性。味苦涩，鲜品具有特异香气，因含有具肾毒性的马兜铃酸类成分，不可作为防己入药。

3. 木防己

木防己为防己科植物木防己的根。根呈圆柱形，扭曲不直。长约 15cm，直径 1~2.5cm。表面黑褐色，有深陷而扭曲的沟纹，可见横长的皮孔状物及除去支根的痕迹。质坚硬，不易折断，断面黄白色，无粉质，皮部薄，木部几乎全部木化，可见放射状狭窄的导管群穿过。气无、味苦，为防己的伪品，不可作为防己入药。

4. 广防己

广防己为马兜铃科植物广防己的根。根圆柱形，茎纤细，有略扭曲的纵条纹。在中药中通常用其木质根干燥炮制后入药，具有利水消肿，祛风止痛之功用。因其所含有马兜铃酸具有肾毒性，国家药品监督管理局下发通知，2004 年 9 月 30 日起，广防己不再作药品用。根据通知要求，凡含广防己的中成药品种，生产企业必须在 2004 年 9 月 30 日前将处方中的广防己用防己替换。

5. 湘防己

湘防己为防己科植物青藤或毛青藤的根。药材呈圆柱形，色黄，横切面有多数明显的细孔（导管群）呈环形排列，强木化，易于区别。

老中药师孙德海将防己性状鉴别特征总结为如下歌谣：

防己形似猪大肠，弯弯曲曲横沟藏。
圆形厚片车轮状，断面灰白粉性强。
木部射线放射状，柱晶方晶真端详。

性寒味苦利水肿，祛风止痛松肌良。
汉中防己湘防己，木化多孔难伪装。

大黄

1. 大黄

大黄为蓼科植物药用大黄（习称南大黄）和掌叶大黄、唐古特大黄的干燥根或根茎（习称北大黄）。前一种主产于云南、四川、贵州、陕西等省，后两种主产于甘肃、青海、西藏、四川等省。本品呈类圆柱形、圆锥形、块片状。表面黄棕色至红棕色，可见类白色网状纹理，有时残留部分棕褐色栓皮。质坚实。根茎横切面髓部较大，黄棕色，颗粒性，其中有星点（俗称“锦纹”，即异型维管束）成环列或散在，根形成层明显，木质部发达，具放射状纹理。气清香，味苦微涩，嚼之粘牙，有沙粒感，唾液染成黄色。性味苦寒，具有泻下攻积，泻火解毒，祛瘀通经的功效。大黄炮制方法不同，其功效也有差异，生大黄泻下之力较强，欲攻下宜用生大黄，入汤剂应后下或开水泡服，久煎则泻下力减弱；制大黄泻下力较弱，活血作用较好，瘀血证及不宜峻攻者用此；大黄炭，凉血化瘀又止血，多用于出血症。

2. 大黄伪品

为蓼科植物华北大黄、河套大黄、天山大黄、藏边大黄及土大黄的根和根茎，统称为土大黄，其主要区别点并非外形，而是内部成分的差别，主要用荧光鉴别法加以区分。取样做新鲜切片或以乙醇提取液点于滤纸上，并以稀醇扩散，置紫外光灯下观察显棕红色荧光者为正品大黄，显亮蓝紫色者为伪品。

老中药师孙德海将大黄性状鉴别特征总结为如下歌谣：

蓼科大黄南北传，主产甘青藏云川。
药材柱锥块片状，横片茎髓星散环[①]；
根部有环无锦纹，清香苦涩有砂感；
君若难辨荧光下，棕红正品蓝紫伪。
请君付方留心意，生则攻下熟时缓；
酒制善清上焦火，炒炭凉血止血专。

---

① 横片茎髓星散环，指大黄髓部星点（异型维管束）成环列或散在。

何首乌与白首乌

1. 何首乌

何首乌为蓼科植物何首乌的干燥块根。饮片为不规则的厚片或块状，断面显浅棕色或红棕色，并有“云锦花纹”，系何首乌饮片皮部的一种异型维管束。

2. 白首乌

白首乌为萝藦科植物白首乌的干燥块根。饮片为类圆形厚片，白色，粉性，味甘、苦。不得充作何首乌用，但可作白首乌正名入药（地方标准）。

3. 红药子与朱砂七

红药子为蓼科翼蓼属植物翼蓼的块根；朱砂七为蓼科植物金线草的根茎，因其根茎呈朱砂色，故得此名。均为何首乌伪品，皮部均无云锦花纹，但髓部有异型维管束。

快速鉴别方法：用试样乙醇提取液点于滤纸上，于紫外光灯下（254nm）观察，红药子显紫红色，朱砂七显淡红色，何首乌显亮蓝色荧光。

老中药师孙德海将何首乌与白首乌性状鉴别特征总结为如下歌谣：

何首乌

蓼科植物何首乌，根团块状皮色棕。
断面浅棕或黄棕，云锦花纹皮部中。
性味微温苦甘涩，生品润肠解疮肿，
制品乌发补肝肾，益精壮骨降脂用。
朱砂七和红药子，分辨仔细防冒充。

白首乌

白首乌是萝藦科，不可充作首乌用。
断面类白粉性足，皮色土黄淡黄棕。
甘苦微温补肝肾，健脾益气止心痛。

黄连

1. 正品黄连来源于毛茛科植物黄连、三角叶黄连、云连的干燥根茎。商品分别称为味连、雅连和云连。饮片常切薄片。

（1）味连　根茎多簇状分枝，弯曲巨抱，形似倒鸡爪状，习称鸡爪黄连。

单枝类圆柱形，长3~6cm，直径0.3~0.8cm。表面灰黄色或黄棕色，外皮剥落处显红棕色，粗糙，有不规则结节状隆起、须根及须根残基，有的节间表面平滑如茎秆，习称“过桥”；上部多残留褐色鳞叶，顶端常留有残余的茎或叶柄。质坚硬，折断面不整齐，皮部橙红色或暗棕色，木部鲜黄色或橙黄色，髓部红棕色，有时中空。味极苦。

（2）雅连　根茎多为单枝，少有分枝，略呈圆柱形，微弯曲呈蚕状，长4~8cm，直径0.5~1cm。外表褐色或黄棕色，间断横纹多，结节明显，有多数须根残痕、叶柄残基及鳞片，“过桥”较长。质坚实，断面不齐，皮部暗棕色，木部深黄色，射线明显，髓部时有空心。味极苦。以条粗壮、连珠形、质坚实、断面黄色、无残茎及须根者为佳。

（3）云连　根茎呈弯曲而细的钩形，具“过桥秆”，断面金黄色，味极苦。

2. 除上述三种植物作黄连用外，尚有多种同属植物作黄连习用品种，如峨眉野连、短萼黄连。前者根茎结节密集，且多鳞；后者外形呈连珠状圆柱形，多弯曲。以上两种药材均无“过桥”。

3. 其他同科不同属或不同科含小檗碱的植物尚有：

（1）马尾黄连　为毛茛科唐松草属植物的根和根茎，其根丛生于根茎上，形似马尾，故名。

（2）十大功劳　为小檗科植物十大功劳的根茎。

以上均需注意鉴别，坚持正名使用。

4. 黄连加工副产品在四川有使用习惯，主要品种有：

（1）黄连须　为黄连的根须。

（2）剪口连　为黄连的近芦头的叶柄。

（3）千子连　为黄连的叶柄。

（4）黄连叶　为黄连的叶片。

老中药师孙德海将黄连性状鉴别特征总结为如下歌谣：

黄连来源毛茛科，味雅云连商品名。
味连成簇如鸡爪，鳞片过桥可分明。
雅连云连均单枝，断面金黄髓红棕。
雅连粗长云细短[1]，均有过桥色黄棕。
炮制黄连法种种，制法不同功不同。

---

① 雅连粗长云细短，指雅连的根茎粗壮、连珠形，与云连根茎细而短比较，二者区别较为明显。

酒制善清上焦火，姜制清胃又止呕。
黄连性寒泻火毒，清热解毒功传颂。

白芍与赤芍

1. 白芍

白芍为毛茛科植物芍药的干燥根，均系栽培品。采挖后先刮去外皮，然后在沸水中煮到透心。饮片生用为薄片，炒用为厚片。药材呈圆柱形，类白色或浅棕色，长 5~15cm，直径 1~3cm。外表光滑，皮孔及纵皱纹隐约可见。质坚实，难折。断面类白色或微红色，角质样，形成层环明显，将木部与皮部层次分开，木部显放射纹。气微，味酸、微苦。显微镜下薄壁细胞含糊化淀粉（赤芍淀粉不糊化），草酸钙簇晶多，且可察见一个细胞中有数个小簇晶，含晶细胞成行（可区别其他药材）。

2. 赤芍

赤芍为毛茛科植物芍药或川赤芍的干燥根，多系野生，采挖后洗净除去芦头晒干即成。其根相对较长，10~36cm，直径 0.8~3cm。表面暗棕色，粗糙，皮孔横凸，纵皱纹明显，外皮易脱落。质硬脆，易折断，折断面平坦，显粉白色，木射线明显，具裂隙（与白芍区别明显）。

4. 赤芍伪品

市场上曾有用同科植物草芍药根充作赤芍用，其根较短，芍药苷含量低，质量较差。也可用薄层层析法鉴别。

老中药师孙德海将白芍与赤芍性状鉴别特征总结为如下歌谣：

白芍

白芍只用芍药根，植物属科为毛茛。
药材圆柱类白色，隐约可见皮孔纹。
坚实难折角质样，断面环纹皮木分。
镜下可见糊化粉，养血柔肝止痛神。

赤芍

川芍药与芍药根，植物属科也毛茛。
表面暗棕粗糙纹，质硬而脆易断分。
断面平坦裂隙纹，微香味苦淀粉盛。
药性味苦性微寒，清热凉血散瘀疼。

白头翁

1. 白头翁

白头翁为毛茛科植物白头翁的干燥根。饮片为薄片。白头翁植物花单一，顶生，在花期盛开后，花被外面密被白色绒毛，花柱丝状。瘦果密集成头状，宿存花柱羽毛状，下垂如白发，故名白头翁，而并非白头翁药材根头的白色绒毛。本品根长圆柱形或圆锥形，稍弯曲，有时扭曲而稍扁，长5~20cm，直径0.5~2cm。表面黄棕色或棕褐色，有不规则的纵皱纹或纵沟，中部有时分出2~3支根，皮部易脱落而露出黄色木部，且常朽蚀成凹洞，可见纵向突起的网状花纹；根头部稍膨大，有时分叉，顶端残留数层鞘状叶柄基及幼叶，密生白色长绒毛。质硬脆，折断面稍平坦，黄白色，皮部与木部间有时出现空隙。气微，味微苦涩。以条粗长，质坚实者为佳。

2. 白头翁伪品

委陵菜和翻白草均为蔷薇科植物的全草，药材名与植物名相同。二者均为基生叶，前者三出复叶，后者羽状复叶，叶背面均有白色绒毛。前者有小块根并呈纺锤状，后者根呈圆锥状并较小，根头有白色绒毛的小嫩叶，曾发现市场上以此冒充白头翁入药。

老中药师孙德海将白头翁性状鉴别特征总结为如下歌谣：

圆锥柱状白头翁，根头稍膨皮黄棕。
密生毛茸满头白，外皮易脱似鳞落。
无皮木部灰黄色，质脆断面显黄白。
清热凉血又解毒，热毒泻痢功传颂。
委陵菜和翻白草，最常冒充白头翁。

威灵仙

1. 威灵仙

威灵仙为毛茛科植物威灵仙、棉团铁线莲或东北铁线莲的干燥根及根茎。本品根茎呈柱状，表面淡棕黄色；顶端残留茎基；质较坚韧，断面纤维性；下侧着生多数细根。根呈细长圆柱形，稍弯曲，表面黑褐色，有细纵纹，有的皮部脱落，露出黄白色木部；质硬脆，易折断，断面皮部较广，木部淡黄色，略呈方形，皮部与木部间常有裂隙。气微，味淡。饮片为段。

2. 同科铁线莲属

皮部具有厚壁细胞者视为伪品（市场上已发现三种）。另有发现用百合科植物的根及根茎冒充威灵仙的伪品。

老中药师孙德海将威灵仙性状鉴别特征总结为如下歌谣：

根茎状如短柱形，表面棕黄留茎痕。
下生数条细长根，表面黑褐细纵纹。
质坚易折淡黄色，祛风通络又止疼。

川芎

川芎为伞形科植物川芎的干燥根茎。饮片为薄片。药材为不规则结节状拳形团块，直径1.5~7cm。表面黄褐色至黄棕色，粗糙皱缩，有多数平行隆起的轮节；顶端有类圆形凹窝状茎痕，下侧及轮节上有多数细小的瘤状根痕。质坚实，不易折断，断面黄白色或灰黄，具波状环纹形成层，全体散有黄棕色油点。香气浓郁而烈，味苦，辛，微回甜，有麻舌感。以个大饱满、质坚实、断面色黄白、油性大、香气浓者为佳。

老中药师孙德海将川芎性状鉴别特征总结为如下歌谣：

拳形团块结节多，顶端茎痕凹如窝。
断面质硬黄白色，饮片蝶状油点多。
性温味苦香气浓，活血行气疗心痛。

藁本

1. 藁本

藁本为伞形科植物藁本或辽藁本的干燥根茎及根。根茎呈不规则结节状圆柱形，稍扭曲，有分枝，长3~10cm，直径1~2cm。表面棕褐色或暗棕色，粗糙，有纵皱纹，上侧残留数个凹陷的圆形茎基，下侧有多数点状突起的根痕和残根。体轻，质较硬，易折断，断面黄色或黄白色，纤维状，周边棕褐色或暗棕色。气浓香，味辛、苦、微麻。

2. 新疆藁本

新疆藁本为伞形科植物山川芎的根茎。药材较粗大，呈不规则块状或稍弯曲的柱状，质地疏松，香气较差，味辛辣，药效较差，为地区习用品种。

老中药师孙德海将藁本性状鉴别特征总结为如下歌谣：

根茎结节圆柱形，残留茎基圆凹痕。
表面暗棕纵皱纹，断面黄白香气存。
辽藁根茎较粗短，新疆藁本块柱状。
祛风止痛且散寒，新藁质差请君分。

明党参

明党参为伞形科植物明党参的干燥根。本品呈长纺锤形或细长圆柱形，长5~20cm，表面黄白色或淡棕色，木部类白色，角质样，歌谣中“味淡微”即气微，味淡。饮片为圆形厚片，断面皮薄，黄白色，木部类白色，周边黄白色，角质样。

在明党参主产区江苏省句容市、浙江省有将明党参采后刮去外皮，未作水煮烫而直接晒干，习称“粉沙参”。虽外表黄白，但淀粉未糊化，角质性差，无蜡样光泽，气微香。

歌谣中“银牙细枝”指本品质佳者，作为珍品送礼曾在南亚盛行。

老中药师孙德海将明党参性状鉴别特征总结为如下歌谣：

细长圆柱长纺锤，银牙细枝质硬脆。
内外黄白蜡光泽，木部类白味淡微。
养阴和胃又润肺，平肝解毒目赤清。

北沙参

1. 北沙参

北沙参为伞形科植物珊瑚菜的干燥根。饮片为短段。根长圆柱形，偶有分枝。表面淡黄白色，偶有外皮残存，全体有细纵皱纹及纵沟，并有棕黄色点状细根痕。顶端常留有黄棕色根茎残基，上端稍细，中部略粗，下部渐细。质脆，易折断，断面皮部浅黄白色，木部黄色。气特异，味微甘。具有养阴清肺，益胃生津的功效。用于肺热燥咳、劳嗽痰血、热病津伤口渴。

2. 常见伪品

有伞形科植物田黄蒿及硬阿魏的根、石竹科植物麦瓶草的根及桔梗科植物石沙参的根。

老中药师孙德海将北沙参性状鉴别特征总结为如下歌谣：

植物珊瑚菜，细长圆柱形。
顶留茎残基，质坚硬又脆。

外皮已除去，断面放射纹。

养阴又润肺，生津且益胃。

柴胡

柴胡为伞形科植物柴胡或狭叶柴胡的干燥根。前者习称北柴胡，后者习称南柴胡。饮片为厚片。江苏、安徽等省均用地上部分（春苗时采收），习称春柴胡。柴胡味苦，性微寒。归肝、胆经。有和解表里，疏肝，升阳之功效。用于感冒发热、寒热往来、疟疾、肝郁气滞、胸肋胀痛、脱肛、子宫脱垂、月经不调。

（1）北柴胡　根常有分枝，表面示疣状突起，根头有茎残基，表面黑褐色，具纵皱纹及支根痕，质硬而韧，不易折断，断面呈片状，显纤维性，皮部浅棕色，木部黄白色，气微香，味微苦。

（2）南柴胡　根较细软，根头顶端密被纤维状叶残基，表面红棕色或黑棕色，近根头处具明显的横向疣状突起，质软，易折断，断面平坦，具败油气。

（3）春柴胡　为柴胡的春苗，根及根须较少，主根未发达。地上部分全部为叶片，无茎秆，叶脉为平行脉，常常以数苗扎成小把，表面绿色或黄绿色，气清香，味淡。饮片为段。江苏省已将春柴胡单列入地方标准。

市场上发现的柴胡伪品如下：

（1）大叶柴胡　为伞形科植物大叶柴胡的干燥根及根茎。有毒。分布于东北、河南、陕西、甘肃、安徽、江西、湖南等省。其根及根茎有明显的茎节环纹，与正品区别较大。

（2）竹叶柴胡（春柴胡伪品）　为伞形科植物竹叶柴胡的干燥全草。因在抽茎或花期采收，效果欠佳。主要鉴别点为：在饮片中能发现带茎节的茎秆及花序轴。

老中药师孙德海将柴胡性状鉴别特征总结为如下歌谣：

南北柴胡均用根，苏皖习用地上春[①]，

北柴略粗常分叉，南柴细软残纤存。

花期方采地上草，质差气微效亦逊。

大叶柴胡有毒性，质硬茎节相区分。

① 苏皖习用地上春，指在江苏、安徽地区习用柴胡的地上部分作为药材春柴胡使用。

秦艽

秦艽为龙胆科植物秦艽、麻花秦艽、粗茎秦艽或小秦艽的干燥根。前三种按性状不同分别习称“秦艽”和“麻花艽”，后一种习称“小秦艽”。饮片为厚片。

（1）大秦艽　其根为数个纡合而生，呈长圆锥体，上粗下细，表面扭曲，且不分枝，显纵沟纹，呈黄棕色至暗棕色。质地坚韧，质脆易折断，断面黄棕或黄白色，味苦而涩。

（2）麻花秦艽　根形如前述，唯主根下部分离后又连合生，呈网状或麻花状，表面棕褐色，呈网状纹孔，质松脆易折。

（3）小秦艽　呈类圆锥形或类圆柱形，较小，松脆易折，断面黄白色。

市场上发现的秦艽伪品如下：

（1）红秦艽　为唇形科植物甘肃丹参的根。体表棕红，断面黄色。有分枝。

（2）黄秦艽　为唇形科植物滇黄芩的根。断面为鲜黄色，有分枝。

老中药师孙德海将秦艽性状鉴别特征总结为如下歌谣：

秦艽根呈圆锥形，表面扭曲纵沟纹。
黄棕颜色如外衣，质脆易折断面黄。
药性苦平归肝胆，祛风胜湿退虚热。

紫草

1. 紫草

紫草为紫草科植物新疆紫草、内蒙紫草的干燥根。前者又称为软紫草。饮片为厚片或段。

（1）新疆紫草（软紫草）　根呈不规则的长圆柱形，多扭曲，长 7~20cm，直径 1~2.5cm。表面紫红色或紫褐色，皮部疏松，呈条形片状。常 10 余层重叠，易剥落。顶端有的可见分歧的茎残基。体软，质松软，易折断，断面不整齐，木部较小，黄色或黄白色。气特异，味苦、涩。

（2）内蒙紫草　呈圆锥形或圆柱形，扭曲，长 6~20cm，直径 0.5~4cm。根头部略粗大，顶端有残茎一个或多个，被短硬毛。表面紫红色或暗紫色，皮部略薄，常数层相叠，易剥离。质硬而脆，易折断，断面较整齐，皮部紫红色，木部较小，黄白色。气特异，味涩。

2. 硬紫草

硬紫草为紫草科植物紫草的干燥根，又名硬紫草。根呈圆锥形，扭曲，有分枝，长 7~14cm，直径 1~2cm。表面紫红色或紫黑色，粗糙有纵纹，皮部薄，易剥落。质硬而脆，易折断，断面皮部深紫色，木部较大，灰黄色。气特异，味酸、甜。

3. 滇紫草

滇紫草为紫草科滇紫草属多年生草本植物滇紫草的干燥根。滇紫草的根呈扭曲不直的圆柱形，体轻质硬，易折断，断面黄白色，气微味微酸，表面栓皮呈层片状，紫褐色或紫红色易脱落。

上述药材主要区别点在于其质地软硬和颜色。

老中药师孙德海将紫草性状鉴别特征总结为如下歌谣：

新疆紫草软紫草，圆锥松软穿紫袍。
紫袍重叠十余层，疏松易剥片状条。
断面层层同心纹，中心木质较细小。
植物紫草硬紫草，皮薄木粗质欠好。
注意鉴别滇紫草，云贵川用充紫草，
根茎圆柱暗红紫，质坚硬过硬紫草。

红大戟与京大戟

1. 红大戟

红大戟为茜草科植物红大戟的干燥块根，又名红芽大戟。本品略呈纺锤形，偶有分枝，稍弯曲。表面红褐色或红棕色，粗糙，有扭曲的纵皱纹。上端常有细小的茎痕。质坚实，断面皮部红褐色，木部棕黄色。气微，味甘、微辛。泻下作用比京大戟弱，多用于消肿散结。本品饮片为厚片。

2. 京大戟

京大戟为大戟科植物大戟的干燥根。本品呈圆柱形有分枝，头膨大有残茎；表面棕褐色，具皱纹；质坚硬，断面黄白色、纤维性，味微苦。泻下作用和毒性均较红大戟强，多用于泻水逐饮。本品饮片为厚片。

老中药师孙德海将红大戟和京大戟性状鉴别特征总结为如下歌谣：

红大戟

红芽大戟茜草科，纺锤块根皱纹纵。

表面红棕或红褐，皮部红褐木黄棕。
性寒味苦有小毒，泻水逐饮功消肿。

京大戟

植物大戟大戟科，根长圆柱略弯曲。
表面灰棕内黄白，质地坚硬纤维足。
孕妇禁用反甘草，峻泻功烈将水逐。

甘遂

甘遂为大戟科植物甘遂的干燥块根。药材块根呈结节连珠状，每节纺锤形或圆柱形，长1~5cm，直径0.5~2cm。表面粉白色或黄白色，凹陷处有棕色栓皮残留。质坚脆，断面粉性，白色，中间木部微显放射纹，长圆柱者纤维性强。气微，味甘而辣，有刺激性。本品药性苦寒，有小毒，反甘草，具有泻水逐饮的功效。

老中药师孙德海将甘遂性状鉴别特征总结为如下歌谣：

植物甘遂大戟科，块根结节似连珠。
表面粉白棕斑留，断面粉性强木部[①]。
不与甘草同方存，泻水逐饮有大毒。

半夏与水半夏

1. 半夏

半夏为天南星科植物半夏的干燥块茎。呈类球形，稍扁，直径达1.5cm。顶端有凹陷的茎痕，周围有麻点密布的根痕，基部钝圆，光滑，质坚实，断面洁白粉性，无臭，味辛辣，麻舌，刺喉。生品有毒。

2. 水半夏

水半夏为天南星科植物水半夏的干燥块茎。块茎呈长圆锥形，茎痕明显突出（芽痕），基部（下端）略尖。水半夏在商品中也有姜水半夏、法水半夏、竹沥水半夏等炮制品。在饮片切制过程中，水半夏因个体小，用淀粉作为黏合剂，使水半夏粘合成团，在切片机上切片后，使其干燥，故有留存的淀粉片。水半夏的饮片也有多种形状，如横切片多见为圆片，大小不一，并有顶芽片；纵切片则为三角形、长三角形或卵形三角形。半夏的横切片和纵切片与水半夏

---

① 强木部，指甘遂的木部纤维性较强。

均有明显差异。

半夏与水半夏临床功效有异同点，二者均有燥湿化痰的功效，半夏具有降逆止呕的功效，但水半夏无此功效，临床使用时，应加以区别使用。半夏块茎扁圆球，麻点密布脐眼留。

老中药师孙德海将半夏与水半夏性状鉴别特征总结为如下歌谣：

半夏莫用水半夏，体形圆锥顶芽留，
降逆止呕半夏专，止咳化痰效共有。
半夏炮制法种种，姜制降逆法胃和，
清热化痰竹沥制，解毒消肿生夏优，
水夏饮片锥三角，圆半凹片半夏瞅①，
水夏时合淀粉片②，仔细分辨把伪纠。

石菖蒲、水菖蒲与九节菖蒲

1. 石菖蒲

石菖蒲为天南星科植物石菖蒲的干燥根茎。饮片为厚片。药材呈扁圆柱形，长 3~20cm，直径 0.3~1cm。表面棕褐色，粗糙，有疏密不匀的环节，节间长 0.2~0.8 cm，具细纵纹、须根痕和圆点状根痕，具有三角形叶痕呈左右交互排列，可见退化的鳞叶残基。质硬，断面纤维性，类白色或微红色，可见环状的内皮层棕色油点，气芳香。

2. 水菖蒲

水菖蒲为天南星科植物水菖蒲的干燥根茎。饮片为厚片。药材性状与石菖蒲近似，较粗短，长 5~15cm，直径 1~1.5cm（石菖蒲比其长，但直径仅为其 1/3）。表面淡黄棕色，断面类白色，呈海绵状，有多数小空洞。气味特异，味辛。

3. 九节菖蒲

九节菖蒲为毛茛科植物阿尔泰银莲花的干燥根茎，又名太原菖、京菖蒲。药材细小而短，节密。呈纺锤状，表面棕黄色，具多数半环状突起的环节，斜

---

① 水夏饮片锥三角，圆半凹片半夏瞅，指半夏的横切片和纵切片与水半夏均有明显差异，水半夏的纵切片为三角形、长三角形或卵形三角形。

② 水夏时合淀粉片，指在水半夏饮片切制过程中，因水半夏个体小，用淀粉作为黏合剂，使水半夏粘合成团，在切片机上切片后，使其干燥，故饮片有留存的淀粉。

向交互排列。质硬脆，断面白色粉性，并可见淡黄色小点（维管束）6~9个，排列成环。气微，味微辛。九节菖蒲与石菖蒲、水菖蒲的根茎性状不同，必须注意鉴别。

老中药师孙德海将石菖蒲、水菖蒲与九节菖蒲性状鉴别特征总结为如下歌谣：

石菖蒲

根茎棕褐扁圆柱，疏密环节细纵纹，
三角叶痕交互生，横切面上显环纹，
棕色油点气芳香，化湿开窍治神昏。

水菖蒲

水菖石菖形相近，水菖较粗石菖细。
表面色淡显黄棕，断面类白海绵状。
水浸膨胀柔软现，芳香开窍辟浊灵。

九节菖蒲

九节菖蒲太原菖，根茎纺锤色棕黄。
节部突起半环状，断面粉性色黄白。
淡黄小点列环状，开窍化痰疗昏慌。
醒脾安神治腹胀，区别石菖和水菖。

白附子与关白附

1. 白附子

白附子为天南星科植物独角莲的干燥块茎，又称禹白附。饮片为厚片。本品呈椭圆形或卵圆形，长2~5cm，直径1~3cm。表面白色至黄白色，略粗糙，有环纹及须根痕，顶端有茎痕或芽痕。质坚硬，断面白色，粉性。气微，味淡、麻辣刺舌。

2. 关白附

关白附为毛茛科植物黄花乌头干燥子根及母根。饮片为厚片。本品子根呈卵形或椭圆形，长1.5~5cm；表面灰褐色或棕褐色，有细纵皱纹和点状根痕，顶端有芽痕；质硬，难折断，断面类白色，富粉性。母根呈长圆形，长2~7cm，直径0.5~1.5cm；表面灰褐色或暗棕色，有纵皱及沟纹，并有横长突起的根痕，散在或横列近似节状；顶端有茎基；体轻，断面有裂隙，粉性小。气微，味辛而麻舌。母根和子根都含有乌头类生物碱，与白附子的药用部位、药材性状、性味、功效与主治皆有不同，临床上必须区别使用，切勿混淆。

3. 白附片

白附片为毛茛科植物乌头子根的加工炮制品，其正名为附子。系将附子剥去外皮、切片，在清水中漂至水呈乳白色，取出蒸透、晒干，或用硫黄薰白。饮片无外皮，黄白色，半透明，厚约3mm。白附片是附子的加工品，曾有将白附子误作附子名用而错配。此乃大温热之药，有回阳救逆、温肾助阳、祛寒止痛的功效，用于肾阳不足、畏寒肢冷、风寒湿痹等症，必须与白附子和关白附区别使用，切不可混淆使用。

现将以上三物正名、炮制品、习用名分述如下：

白附子（含生白附子、制白附子、禹白附子、禹白附）；

关白附（含制关白附、生关白附）；

附子（含盐附子、附片、黑附片、白附片、淡附片，其中盐附子必须严格加工炮制）。

三者绝不可张冠李戴，随便代用。

老中药师孙德海将白附子、关白附性状鉴别特征总结为如下歌谣：

白附子（禹白附）

天南星科独角莲，块茎多似长圆形。
环状纹理七八圈，表里类白富粉性。
镇惊解毒风疾祛，麻辣刺舌有毒性。

关白附

黄花乌头毛茛科，块根都周圆长形。
表面棕褐无环节，断面类白显粉性。
功除寒湿定痹痛，两种白附要分清。

白前与白薇

1. 白前

白前为萝藦科植物柳叶白前及芫花叶白前的干燥根及根茎。

（1）柳叶白前　根茎呈细长圆柱形，有分枝，稍弯曲，长4~15cm，直径1.5~4mm。表面黄白色或黄棕色，节明显，节间长1.5~4.5cm，顶端有残茎。质脆，断面中空。节处簇生纤细弯曲的根，长可达10cm，直径不及1mm，有多次分枝呈毛须状，常盘曲成团。气微，味微甜。

（2）芫花叶白前　根茎较短小或略呈块状；表面灰绿色或灰黄色，节间长

1~2cm。质较硬。根稍弯曲，直径约 1mm，分枝少。

白前饮片多见明显的茎节和断面中空的特征，故有“空白前”之说；柳叶白前根状茎横生，中空如鹅管，故有“鹅管白前”之称。

2. 白薇

白薇为萝藦科植物白薇及蔓生白薇的干燥根及根茎。

本品根茎粗短，有结节，多弯曲。上面有圆形的茎痕，下面及两侧簇生多数细长的根，根长 10~25cm，直径 0.1~0.2cm。表面棕黄色。质脆，易折断，断面皮部黄白色，木部黄色。气微，味微苦。

饮片因根茎粗短、片大而实（相对白前而言），根的饮片较白前粗而实，故有“实白薇”之说。

老中药师孙德海将白前与白薇性状鉴别特征总结为如下歌谣：

鹅管白前中空茎，细长圆茎柱节生。
根多纤细毛须团，止咳化痰降气称。
实白薇指根茎根，根茎粗短结节存。
簇生多数细长根，形似马尾相区分。
白薇性味苦咸寒，清退虚热功莫混。

丹参

1. 丹参

丹参为唇形科植物丹参的干燥根及根茎。本品根茎粗短，下生数条圆柱形的根，表面粗糙，显紫红棕色或灰红棕色，切面灰黄色或紫褐色，导管束显黄白色，呈放射状排列，气微，味微苦涩。本品饮片为厚片。

2. 丹参区域习用品

（1）南丹参　为唇形科植物南丹参的根及根茎。根茎粗短，并有残留茎基。根类圆柱形，常微卷曲，灰棕色或灰红色，直径 2~8mm。质坚硬，易折断，断面不平坦，角质状，余同丹参。

（2）甘肃丹参　为唇形科植物甘肃丹参的根及根茎。根呈圆锥形，根部粗大，显暗紫红，常扭曲辫状，有皮落，质松而脆，余同丹参。

老中药师孙德海将丹参与习用丹参性状鉴别特征总结为如下歌谣：

丹参

根茎粗短根数条，表面粗糙紫红棕。

质硬而脆且疏松，皮木红棕或黄棕。
黄白小点断面中，活血化瘀止心痛。

习用丹参

湘赣闽浙南丹参，圆柱较短色灰红。
质较坚硬易折断，气微味苦效稍逊。
甘肃丹参圆锥形，根部粗大暗紫红。
扭曲辫状有皮落，质松而脆相异同。
甘肃青海京沪用，当与正品区分用。

黄芩

黄芩为唇形科植物黄芩的干燥根。本品呈圆锥形，表面棕黄色至深黄色，有多数的细根痕。上部有扭曲的纵皱纹或不规则网纹，下部顺直，有细皱纹。断面质硬脆，黄色，老根枯朽成中空而黑，习称“枯芩”。凡顺直，里外坚实，色黄微绿者，则习称“条芩”。本品药性苦寒，具有清热燥湿，泻火解毒，止血，安胎的功效。

老中药师孙德海将黄芩性状鉴别特征总结为如下歌谣：

黄芩根呈圆锥形，表面黄色细根痕。
上部扭曲纵皱现，下部顺直细皱纹。
断面硬脆显黄色，老根中空枯芩称。
清热燥湿泻火毒，苦寒止血安胎能。

巴戟天

1. 巴戟天

巴戟天为茜草科植物巴戟天的干燥根。根呈扁圆柱形，略弯曲。直径达2cm，表面灰黄色，粗糙，具纵皱纹，皮部横向断裂露出木部，形似连珠状。质坚硬，断面不平坦，皮部厚，易与木部剥离。断面皮部淡紫色，木部黄棕色，无臭，味甘，微涩。具有补肾壮阳，强筋健骨，祛风湿的功效。

2. 巴戟天伪品

主要有：茜草科植物羊角藤、假巴戟、四川虎刺的干燥根，木兰科植物铁箍散的根及茎藤，木通科植物五叶木通的根。主要性状区别：正品巴戟天的根皮厚木心细（皮木半径比约为3∶1），而伪品均为皮薄木心粗（皮木半径比约为1∶2）；正品药材可形成连珠状，而伪品仅仅为皱缩或纵皱纹。显微特征区别：正品巴戟天韧皮部无石细胞环绕，而伪品散在如羊角藤，嵌晶纤维如铁箍散等可资鉴别。

老中药师孙德海将巴戟天性状鉴别特征总结为如下歌谣：

巴戟扁圆龟裂纹，形似连珠木心生，
肉厚易剥淡紫色，质坚难折味甘涩。
羊角滕与假巴戟，皮薄心粗劣如骨。
虎刺肉厚质坚硬①，木通根皮味色分。

商陆

商陆为商陆科植物商陆和垂序商陆的干燥根，肥大，肉质，倒圆锥形，外皮淡黄色或灰褐色，内面黄白色。表面黄白或淡棕色，横切面显黄棕色，并有罗盘纹样异型维管束（三生构造组织特征）。本品饮片为厚片或块。

市场上发现的商陆伪品如下：

（1）姜科植物闭鞘姜的干燥根茎（源自广东）。质脆易折，味苦。

（2）石竹科植物霞草及细梗丝石竹的干燥根。断面有三生构造（3~4 轮同心维管束环纹，薄壁细胞含草酸钙簇晶和砂晶，而商陆含针晶）。

老中药师孙德海将商陆性状鉴别特征总结为如下歌谣：

商陆根有纵横片，横片圆片不平整。
周表黄白淡棕色，切面黄棕罗盘纹。
纵片长方多弯曲，数条隆起纵条纹。
假品商陆有种种，请君细察相区分。

重楼

重楼为百合科植物云南重楼或七叶一枝花的干燥根茎。本品呈结节状扁圆柱形，表面黄棕色或灰棕色，外皮脱落处显白色，密具层状突起的粗环纹，一面结节明显，结节上具有椭圆形芽痕，另一面有疏生的须根或疣状须根痕。质坚实，断面平坦显粉性或角质样，气微，味苦、麻。本品药性苦寒，具有清热解毒，消肿止痛，凉肝定惊的功效。

市场上发现的重楼伪品如下：

百合科植物万年青的根茎冒充重楼。与重楼主要区别在横断面上有黄色维管束斑点。该药材已以白河车正名收入地方标准，具有强心利尿，清热解毒，

① 虎刺肉厚质坚硬，指巴戟天的伪品茜草科四川虎刺，其药材肉厚、质坚硬。

凉血止血的功效，与重楼功效不同，临床上需加以区别使用。

老中药师孙德海将重楼性状鉴别特征总结为如下歌谣：

重楼七叶一枝花，根茎结节扁圆柱。
表面棕色皮易脱。层状突起环纹粗。
断面平坦粉角质，麻舌苦寒有小毒。
市有假冒万年青，实为商品白河车。

土茯苓

土茯苓为百合科植物光叶菝葜的干燥根茎。本品呈长圆形或不规则的薄片，表面凹凸不平，有须根残留。切面边缘不整齐，显类白色至淡红棕色，粉性，可见点状维管束及多数小亮点；以水湿润后有黏滑感。气微，味微甘、涩。本品药性甘、淡，平。具有解毒，除湿，通利关节的功效。

老中药师孙德海将土茯苓性状鉴别特征总结为如下歌谣：

光叶菝葜土茯苓，表面凹凸须根迹。
外皮裂纹残鳞叶，切面边缘不整齐。
点状维管小亮点，用水湿润黏且滑。
药性甘平归肝经，解毒除湿利关节。

麦冬、山麦冬与大麦冬

《中国药典》（2020年版）收载麦冬类药材为麦冬和山麦冬。

1. 麦冬

麦冬为百合科植物麦冬的干燥块根。该品呈纺锤形，两端略尖，长1.5~3cm，直径0.3~0.6cm。表面黄白色或淡黄白，有细纵纹。质柔韧，断面黄白色，半透明，中柱细小。气微香，味甘、微苦。药性甘、微苦，微寒。具有养阴生津，润肺清心的功效。

2. 山麦冬

山麦冬为百合科植物湖北麦冬、短葶麦冬的干燥块根。性状与麦冬相似，唯湖北麦冬角质样，嚼之发黏；短葶麦冬稍扁并更长（2~5cm），具粗纵纹。山麦冬表面粗糙欠韧柔，甜味不足，荧光灯下也不显荧光。

3. 大麦冬

大麦冬为百合科植物阔叶麦冬的干燥块根。本品块根较长，二端圆钝，质地较硬，在荧光灯下可见蓝色荧光。

现将以上三个商品药材区别列表 1–1–3。

表 1–1–3　麦冬、山麦冬与大麦冬区别一览表

品名	麦冬	山麦冬	大麦冬
长度	1.5~3cm	1.2~3cm	2~5cm
直径	0.3~0.6cm	0.4~0.7cm	0.5~1.5cm
荧光	浅蓝色荧光	无	蓝色荧光
质地	柔韧	欠柔韧	质硬
镜下横切片	韧皮部束 16~22 个	韧皮部束 7~15 个	韧皮部束 19~24 个

老中药师孙德海将麦冬、山麦冬与大麦冬性状鉴别特征总结为如下歌谣：

麦冬

植物麦冬百合科，块根纺锤质韧柔。
内外黄色半透明，细小木心是中柱。
药性甘寒归心肺，养阴润肺清心火。

山麦冬

山麦冬，有二种，药材性状似麦冬。
表面粗糙欠韧柔，甜味不足无荧光。
正名处方山麦冬，不与麦冬相混用。

大麦冬

阔叶麦冬百合科，粗长块根个头大，
二端钝圆纵皱缩，荧光灯检蓝色显，
质硬欠柔大麦冬，不得伪充麦冬用。

天冬

1. 天冬

天冬为百合科植物天冬的干燥块根。本品外皮已除去，呈长纺锤形，二端渐细略弯曲，长 5~18cm，直径 0.5~2cm。表面黄白色至黄棕色，半透明，光滑，具细纵纹，偶见灰棕色外皮，对光透视有一条不透明的细心（中柱），质柔润或硬，有黏性，断面角质样，中柱黄白色。气微，味甜、微苦。本品具有养阴润燥，清肺生津的功效。

2. 天冬伪品

调研中发现有百合科植物多刺天冬的干燥块根伪充天冬用。

老中药师孙德海将天冬性状鉴别特征总结为如下歌谣：

天冬块根长纺锤，黄白黄棕皮易去。
光滑柔润半透明，断面角质具黏性。
中柱较细黄白色，养阴清肺又生津。

薤白

1. 薤白

薤白为百合科植物小根蒜和薤的干燥鳞茎。

（1）小根蒜　呈卵圆形，不规则。表面黄白色，皱缩，半透明，有膜质鳞叶包被，底部有突起的鳞茎盘，质硬角质样，有蒜臭气，味微辣。

（2）薤　呈长卵形，表面色泽较小根蒜深而显棕黄色或黄褐色，质地较软。

2. 薤白伪品

同科植物绵枣儿的鳞茎常作“鲜薤白”冒用，使用时须注意鉴别。

老中药师孙德海将薤白性状鉴别特征总结为如下歌谣：

植物薤和小根蒜，药用鳞茎名薤白。
小蒜圆卵不规则，表面皱缩色黄白。
质硬角质半透明，膜质鳞叶外包合。
薤的鳞茎区别点，长卵棕黄质较软。
薤白蒜臭味辛辣，通阳散结导气滞。

狗脊

1. 狗脊

狗脊为蚌壳蕨科植物金毛狗脊的干燥根茎。本品呈不规则的长块状。表面深棕色，残留金黄色绒毛；上面有数个红棕色的木质叶柄，下面残存黑色细根。质坚硬，不易折断。无臭，味淡、微涩。生狗脊片呈不规则长条形或圆形；切面浅棕色，较平滑，近边缘 1~4mm 处有 1 条棕黄色隆起的木质部环纹或条纹，边缘不整齐，偶有金黄色绒毛残留；质脆，易折断，有粉性。熟狗脊片呈黑棕色，质坚硬。

2. 狗脊伪品

黑狗脊为狗脊蕨的根茎（分布在湘、赣、桂）及蕨类其他植物的根茎（分布在豫、陕、晋等）。

老中药师孙德海将狗脊性状鉴别特征总结为如下歌谣：

金毛狗脊长块状，毛茸遍身色金黄。
饮片厚薄均匀样，熟片黑棕或浅棕，
木部微凸成环状，荧光灯下查伪装。

骨碎补

骨碎补为水龙骨科植物槲蕨的干燥根茎。根茎为不规则背腹扁平的条状、块状或片状，多弯曲，两侧常有缢缩和分枝，长 3~20cm，宽 0.7~1.5cm。表面密被棕色或红棕色细小鳞片，紧贴者呈膜质盾状；直伸者披针形，先端尖，边缘流苏状（睫毛），并于中柄基部和根茎嫩端较密集。鳞片脱落处显棕色，可见细小纵向纹理和沟脊。上面有叶柄痕，下面有纵脊纹及细根痕。质坚硬，断面红棕色，有白色分体中柱，排成长扁圆形。气香，味微甜、涩。

市场上发现的骨碎补伪品如下：

（1）大骨碎补　为同科植物崖姜的干燥根茎。广东、福建地区过去习用。药材表面黑棕色，断面维管束小点不呈单环状。

（2）硬骨碎补　为同科植物大叶骨碎补的干燥根茎，广东、上海地区过去习用。药材表面红棕色，纵沟纹明显，断面维管束小点呈环状排列，但中央还有两个月型维管束。

老中药师孙德海将狗脊性状鉴别特征总结为如下歌谣：

槲蕨属科水龙骨，又称猴姜和毛姜。
根茎扁平长条状，遍身鳞片猴毛样。
火燎毛脱暗棕色，断面红棕黄点镶。
维管黄点列环状，补肾活血续骨强。

贯众类药材

《中国药典》（2020 年版）收载的贯众类药材为绵马贯众和紫萁贯众。

1. 绵马贯众

绵马贯众为鳞毛蕨科植物粗茎鳞毛蕨的干燥根茎及叶柄基部。本品上端钝圆下端尖，或呈倒卵圆形，稍弯曲，似刺猬形；外表黄棕叶基密，鳞叶须根生上面；叶柄表面具纵棱，质硬而脆断面平；断面维管 5~13 个，气特异，味淡。

2. 紫萁贯众

紫萁贯众为紫萁科植物紫萁的干燥根茎及叶柄基部。本品略呈圆柱形，稍弯曲，长 10~17cm，直径 3~6cm。根茎无鳞片，上侧密生叶柄残基，下侧着生多数棕黑色弯曲的细根。叶柄基部呈扁圆柱形，弯曲。长 4~6cm，直径 3~5mm，具托叶翅，但翅多已剥落；表面棕色或棕黑色，横断面呈新月形或扁圆形，维管束组织呈 V 形，且常与外层组织分离。味微涩。

3. 峨眉贯众

峨眉贯众为鳞毛蕨科植物峨眉贯众的干燥根茎及叶柄基部。本品叶柄残基呈锯齿柄，断面维管呈八字形。

4. 狗脊贯众

狗脊贯众为乌毛蕨科植物狗脊蕨的干燥根茎及叶柄基部。本品呈圆柱状或四方柱形，挺直或稍弯曲。上端较粗钝，下端较细。长 6~26cm，直径 2~7cm，红棕色或黑褐色。根茎粗壮，密被粗短的叶柄残基，棕红色鳞片和棕黑色细根。叶柄残基近半圆柱形，镰刀状弯曲，背面呈肋骨状排列，腹面呈短柱状密集排列。质坚硬，难折断，叶柄残基横切面可见黄白色小点 2~4 个（分体中柱），内面的一对成 " 八 " 字形排列。气微弱，味微苦、涩。

老中药师孙德海将几种贯众性状鉴别特征总结为如下歌谣：

绵马贯众刺猬形，叶柄残基遍全身，
外表黄棕质较硬，解毒止血杀虫能。
紫萁贯众无鳞片，维管组织 V 字形。
峨眉贯众锯齿柄，维管八字相区分。
狗脊贯众根茎粗，鳞片较大形披针。
贯众种种甚复杂，请君一一辨假真。

木香与川木香

1. 木香（云木香）

木香为菊科植物木香的干燥根。因主产于中国云南丽江地区，故称云木香，过去曾由印度、缅甸等地经广州进口，故又称“广木香”。呈圆柱形枯骨形或板状，长 5~15cm，直径 0.5~6cm。表面黄棕色至灰棕色，有明显的皱纹、纵沟及侧根痕。质坚，不易折断，断面略平坦，灰棕色至暗棕色，形成层环棕色，有放射状纹理及散在的棕色点状油室，老根中央多枯朽。气香浓烈而特异，味微苦。以身干、质坚实、香气浓、油多者为佳。

2. 川木香

川木香为菊科植物川木香或灰毛川木香的根，因主产于四川绵阳市安州区、阿坝藏族自治州、凉山彝族自治州，故称川木香。本品呈圆柱形，习称铁杆木香，或成纵槽状半圆柱形，习称槽子木香，稍弯曲，长10~30cm，直径1~3cm。表面黄褐色或暗褐色，具较细的纵皱纹，外皮脱落处可见丝瓜络状细脉纹，根头偶有黑色发黏的胶状物，习称油头或糊头。体较轻，质脆易折断。断面黄白色或黄色，散有黄色稀疏油点及裂隙，木部较宽广，有放射状纹理；有的中心呈腐朽状。气微香，味苦，嚼之粘牙。

老中药师孙德海将木香与川木香性状鉴别特征总结为如下歌谣：

木香

云南主产云木香，圆柱枯骨或板状。
网纹纵沟甚明显，形成层环色棕黄。
褐色油点特芳香，行气止痛消胃胀。

川木香

菊科植物川木香，主产四川和西藏。
圆柱纵槽半圆柱，黄色油点放射纹。
味苦粘牙气芳香，行气止痛疗脘胀。

漏芦与禹州漏芦

1. 漏芦

漏芦为菊科植物祁州漏芦的干燥根。本品呈类圆形或不规则的厚片。外表皮暗棕色至黑褐色，粗糙，有网状裂纹。切面黄白色至灰黄色，有放射状裂隙。气特异，味微苦。

2. 禹州漏芦

禹州漏芦为菊科植物驴欺口或华东蓝刺头的干燥根。本品呈圆形或类圆形的厚片。外表皮灰黄色至灰褐色，具纵皱纹，顶端有纤维状棕色硬毛。切面皮部褐色，木部呈黄黑相间的放射状纹理。气微，味微涩。

老中药师孙德海将漏芦与禹州漏芦性状鉴别特征总结为如下歌谣：

漏芦（祁州漏芦）

菊科祁州漏芦根，表面暗棕具网纹。
根头残茎留绒毛，体轻质脆裂隙存。
中心灰黑气特异，性寒味苦当可分。
清热解毒能活络，舒筋通乳消痈能。

禹州漏芦（蓝刺头）

菊科植物蓝刺头，头部棕色硬毛留。
表面灰黄纵皱纹，难折断面相间纹。
顶端棕色硬毛留，质硬难折相间纹。
清热解毒能消痈，气微微涩相区分。

粉萆薢与绵萆薢

1. 粉萆薢

粉萆薢为薯蓣科植物粉背薯蓣的干燥根茎。为不规则的薄片。边缘不整齐，大小不一，厚约0.5mm。有的有棕黑色或灰棕色的外皮。切面黄白色或淡灰棕色，维管束呈小点状散在。质松，略有弹性。气微，味辛、微苦。

2. 绵萆薢

绵萆薢为薯蓣科植物绵萆薢、福州薯蓣的干燥根茎。本品为不规则的斜切片，边缘不整齐，大小不一，厚2~5mm。外皮黄棕色至黄褐色，有稀疏的须根残基，呈圆锥状突起。质疏松，略呈海绵状，切面灰白色至浅灰棕色，黄棕色点状维管束散在。气微，味微苦。

3. 伪品

红萆薢为百合科植物菝葜和无刺菝葜的根茎。多已切成片状，周边有明显突起的坚硬形似刺的根痕，切面由棕褐色向内心逐渐变为红棕色，或褐红色，微带紫。质坚硬，无粉性，味微苦。

老中药师孙德海将粉萆薢与绵萆薢性状鉴别特征总结为如下歌谣：

粉萆薢

粉背薯蓣粉萆薢，春秋采后薄片晒。
切面黄白有粉性，黄色筋脉纹散在。
松脆弹性易折断，性平味苦祛风湿。

绵萆薢

同属植物绵萆薢，纵斜切片粗糙感。
切面黄白质疏松，有似海绵一般柔。

黄药子

1. 黄药子

黄药子为薯蓣科植物黄独的干燥块茎。药材呈扁球状或圆锥形，直径3~8cm，外表黑褐色，全部密生细根，除去细根或细根脱落部分，则显白色疣状的根痕，形如蟾蜍外皮之疣状突起，故浙江一带，名其为“金线吊蛤蟆”。市售品多横切成片，断面密布橙黄小麻点系其维管束组织。

2. 黄药子伪品

据调研，有用蓼科植物朱砂七和虎耳草科植物鬼灯擎的根茎伪充黄药子，需注意鉴别和查证。

老中药师孙德海将黄药子性状鉴别特征总结为如下歌谣：

植物黄独用块茎，周表棕黑皱折现。
圆形根痕棕黄色，淡黄黄棕横切面。
密布橙黄小麻点，质脆粉性味也苦。
凉血降火又解毒，注意肝损查肝功①。
朱砂七和鬼灯擎，调研查证为伪品。

白药子

1. 白药子

白药子为防己科植物头花千金藤的干燥块根。本品呈不规则团块或短圆柱形，直径2~9cm，其下常有几个略短圆柱形的根相连，稍弯曲，有缢缩的横沟，根的远端有时纤细，其后膨大成椭圆形，并常数个相连成念珠状；根的顶端有根茎残基。市售品多为横切或纵切的不规则块片，直径2~7cm，厚0.2~1.5cm，表面棕色或暗褐色，有皱纹及须根痕，切面粉性足，类白色或灰白色，可见筋脉纹（三生维管束），呈点状或条纹状排列。质硬脆，易折断，

① 注意肝损查肝功，指黄药子有引起肝损害的临床报道，提醒临床医生使用该药前后要注意检查患者的肝功能。有肝功能损害或患肝病时，不宜使用黄药子；使用黄药子出现肝功能异常，必须立即停用，并治疗。

断面粉性。气微，味苦。本品含生物碱，用碘化汞钾试剂检查应显阳性反应。本品药性苦寒。具有清热消肿，凉血解毒，止痛的功效。

2. 白药子伪品

市场调研发现有用天南星科植物海芋和百合科植物卷叶黄精的干燥块茎。此与白药子的药用部位不同，组织构造差异较大，也无生物碱的阳性反应，应注意区别和查证。

老中药师孙德海将白药子性状鉴别特征总结为如下歌谣：

白药子，用块根，植物头花千金藤。
白色厚片或小块，质硬而脆具粉性。
调研伪品有二种，卷叶黄精和海芋。

射干

1. 射干

射干为鸢尾科植物射干的干燥根茎。本品呈不规则形或长条形的薄片。外表皮黄褐色、棕褐色或黑褐色，皱缩，可见残留的须根和须根痕，有的可见环纹。切面淡黄色或鲜黄色，具散在筋脉小点或筋脉纹，有的可见环纹。气微，味苦、微辛。

2. 射干伪品

曾发现有用鸢尾科植物鸢尾及其他植物的根茎伪充作射干用，应注意鉴别。其根茎较短而粗壮，呈歧状分枝，质硬而呈浅黄白色。

老中药师孙德海将射干性状鉴别特征总结为如下歌谣：

植物射干鸢尾科，鲜黄根茎结节卧。
盘状茎痕内凹陷，皱折环纹皮皱缩。
断面黄色颗粒性，清热解毒利咽喉。

胡黄连

胡黄连为玄参科植物胡黄连的干燥根茎。本品呈圆柱形，略弯曲，长3~15cm，直径0.1~1cm，多已折断。表面显灰棕色，栓皮脱落处呈棕黑褐色，节间短，形成密集的环纹，腹侧有较多的疣状须根痕，故状如卧蚕。地上根茎残基可见密集鳞叶残存。质脆，易折断，并有粉尘飞出。中央有髓，木部灰白，有4~10个维管束排列成环。气微，味极苦。具有清湿热，除骨蒸，消疳积的作用。

老中药师孙德海将胡黄连性状鉴别特征总结为如下歌谣：

圆柱略曲卧如蚕，环纹密集节间短。
栓皮易脱显棕黑，腹部须根残如疣。
地上残基鳞叶现，质脆易折粉尘飞。
中央有髓木部白，断面维管列成环。
气微极苦性极寒，清除虚热功效专。

板蓝根与马蓝根

1. 板蓝根

板蓝根为十字花科植物菘蓝的干燥根。又名北板蓝，菘蓝根。表面淡灰黄色，有纵皱纹、横长皮孔及支根痕。根头略膨大，残留轮状排列的叶柄基及密集的疣状突起。断面皮部厚，木部较细，气微，味微甜后苦涩。

2. 南板蓝

南板蓝为爵床科植物马蓝的干燥根茎及根。又名马蓝根。残留地上茎。表面灰褐色，有细皱纹，根茎有膨大的节，节上方有对生的分枝，着生细长弯曲的根。皮部较薄，木部较粗，中央有髓，气弱，味淡。

老中药师孙德海将板蓝根与南板蓝性状鉴别特征总结为如下歌谣：

板蓝根（菘蓝根）

菘蓝根名板蓝根，圆柱弯曲显纵纹。
根头膨大疣密集，横长皮孔支根痕。
体实略软皮部厚，气微微苦后苦涩。
药性苦寒归心胃，凉血解毒消斑痕。

南板蓝（马蓝根）

爵床马蓝根茎根，根茎头上残茎存。
残茎节上对生枝，节处膨大曲根生。
表面灰褐细皱纹，皮薄木粗有髓痕。

银柴胡

银柴胡为石竹科植物银柴胡的干燥根。该品呈类圆柱形，偶有分枝，长15~40cm，直径0.5~2.5cm。表面浅棕黄色至浅棕色，有扭曲的纵皱纹及支根痕，多具孔穴状或盘状凹陷，习称“砂眼”，从砂眼处折断可见棕色裂隙中有细砂散出，根头部略膨大，有密集的呈疣状突起的芽苞、茎或根茎的残基，习称“珍珠盘”。质硬而脆，易折断，断面不平坦，较疏松，有裂隙，皮部甚薄，木部有黄、白色相间的放射状纹理。气微，味甘。栽培品有分枝，下部多扭曲，直径0.3~1.2cm。表面浅棕黄色或浅黄棕色，纵皱纹细腻明显，细支根痕多呈点状凹陷。根头部有多数疣状突起。几无砂眼。折断面质地较紧密，几无裂隙，略显粉性，木部放射状纹理不甚明显。味微甜。银柴胡性寒，味微甘，归肝、胃经。有清虚热，除疳热的作用。用于阴虚发热，骨蒸劳热，小儿疳热等。

注意：显微镜下有草酸钙砂晶者为真品银柴胡。若见有草酸钙簇晶者或草酸钙簇晶、砂晶均见者则为伪品。

老中药师孙德海将银柴胡性状鉴别特征总结为如下歌谣：

根头形似珍珠盘，下部砂眼留根痕。

质脆无隙显粉性，黄白相间放射纹。

微寒味甘清虚热，请君辨伪把真存。

常山

1. 常山

常山为虎耳草科植物常山的干燥根。药材呈圆柱形，长9~15cm，直径0.5~2cm。表面棕黄色，具细纵纹，外皮薄，易剥落而露出淡黄色的木部。质坚硬，难折。折断面裂片状，有粉尘飞出。横断面黄白色，有放射状纹理，气微，味苦。本品药性味苦，性寒。具有抗疟功效。

2. 蜀漆

蜀漆为虎耳草科植物常山的带叶枝梢。具有常山的类似功效。

3. 土常山

土常山为虎耳草科绣球藤属多种植物的根。其中伞花绣球的根对鸡疟有显著的抗疟作用。药材与常山基本相似，唯表面颜色较常山色深（显深黄棕色），栓皮多已脱落，木部淡黄色。气微，味微苦。

4. 常山伪品

有小檗科植物细叶小檗和薯蓣科植物穿山薯蓣。

老中药师孙德海将常山性状鉴别特征总结为如下歌谣：

虎耳草科常山根，圆柱棕黄细纵纹。

质硬难折裂片状，断面黄白放射纹。
性寒味苦抗疟良，也有伪品要细分。

芦根与茭白根

1. 芦根

芦根为禾本科植物芦苇的新鲜或干燥根茎。根茎呈圆柱形，节和节间明显，节上有根痕和芽痕残留，饮片切成段，体轻中空。味甘。

2. 茭白根

茭白根为禾本科植物菰（茭白）的干燥根茎。市场调研发现有伪充作芦根用。本品与芦根外形相似，但节上有不定根，节间常有横脉纹，叶舌膜质，叶鞘肥厚，长于节间，略呈三角形。纵剖面中空，可见层层隔膜，易折断，断面壁薄（1~1.5mm，芦根比其厚），纤维性强，体轻，质软，味淡。

老中药师孙德海将芦根与茭白根性状鉴别特征总结为如下歌谣：

芦根

植物芦根用根茎，节成环状圆柱形。
根痕残留芽痕留，味甘中空体质轻。
清热生津能除烦，止呕止咳利尿灵。

茭白根

同科茭白用根茎，近似芦根好区分。
节部隆起多根痕，节间可见横脉纹。
中空隔膜有数层，体轻质软消渴神。

三棱

1. 三棱

三棱为黑三棱科植物黑三棱的干燥块茎，药材商品称“荆三棱”。本品块茎呈圆锥形三角状，长2~6cm，直径2~4cm。表面黄白色或灰黄色，有刀削痕呈横向环状排列。体重、质坚，难折断。断面粗糙，黄白色，无臭，味淡，嚼之有麻辣感。

2. 莎三棱

莎三棱为莎草科植物荆三棱的干燥块茎。习用区域也称“三棱”，为避免与上述药材三棱名称相混，笔者用“莎三棱”予以区别。莎三棱药材呈近圆形，直径 2~3cm，个小，多带有黑色外皮，质坚硬，体轻，入水多浮于水面，淀粉粒细小（小于 1μm）。本品在苏皖、吉林习用，请注意区别。

老中药师孙德海将三棱与莎三棱性状鉴别特征总结为如下歌谣：

三棱

黑三棱科黑三棱，药材习称荆三棱。
块茎圆锥三角状，周表黄白刀削痕。
体重质实很难折，断面粗糙黄白色。

莎三棱（习用品）

植物名称荆三棱，属科莎草用块茎。
直径较小类球形，黑色外皮未除尽。
体轻入水浮水面，苏皖吉林称三棱。

泽泻

泽泻为泽泻科植物东方泽泻或泽泻的干燥块茎。泽泻药材呈类球形，表面黄白色，未去净粗皮处呈淡棕色，具横向环状浅沟纹，须根痕细小突起，向基部尤密。质坚。断面黄白色，颗粒性，有多数细孔。气微，味苦。

老中药师孙德海将泽泻性状鉴别特征总结为如下歌谣：

植物泽泻泽泻科，块茎形似类圆球。
表面黄白棕斑留，横向环状浅纹沟，
根痕稍突基部密，断面黄白颗粒性。
药性偏寒味甘淡，清热利湿降脂求。

干姜与生姜

干姜为姜科植物姜的干燥根茎。生姜为姜科植物姜的新鲜根茎。二者采收时间和加工方法不同。药材干姜和生姜的性状基本相似，也稍有区别：干姜呈块状，略扁，指状分枝。表面显灰棕色或浅黄棕色，粗糙，纵皱，环节明显（生姜较为饱满，少皱缩），节间有鳞叶残存，分枝端处有茎痕或芽痕。质坚实（生姜欠坚实，易折断），断面黄白色，粉性足（生姜含水分足，挤捏断处有汁液流出），纤维性强，断面有筋脉小点和黄色油点。气香，味辛辣。

老中药师孙德海将干姜与生姜性状鉴别特征总结为如下歌谣：

干姜

干姜姜科植物姜，冬至前采烘干藏。
根茎块状灰棕色，环节鳞叶均见常，

端见茎痕或芽痕，断面黄色小点镶[①]。
气香辛辣粉性足，温中化痰又回阳。

生姜

生姜也是植物姜，夏秋采挖晾干藏。
性状特征同干姜，区别表面浅棕黄，
压挤断处汁流淌，嗅之辛辣有浓香。
药性辛温归肺脾，止呕温中又散寒。

姜黄与片姜黄

1. 姜黄

姜黄为姜科植物姜黄的干燥根茎。其根茎分主根茎和侧根茎。前者称圆形姜黄，后者称长形姜黄。圆形姜黄呈卵圆形，表面显棕黄色，有多数点状下陷的须根痕及圆形的侧根痕。质坚实。断面深黄棕色，角质并有蜡样光泽，有点状维管束。长形姜黄呈圆柱形，一端圆钝，另端为断面，纵皱和环节明显。本品香气特异，味辛、苦。

2. 片姜黄

片姜黄为姜科植物郁金的根茎的纵切片。药材为薄片，长 3~7cm，厚 1~4mm，切面显灰黄色，边缘皱缩，断面显淡棕黄色。

在此值得一提的是温郁金的根茎在莪术项下药材称莪术，又名温莪术。这种情况一物作二种药且用两个名称，很不符合命名法则和使用法则，因莪术、郁金、姜黄的植物名与药材的药用部位及药名互称，容易造成混乱，为说明其相互关系，列表于下，见表 1–1–4 和表 1–1–5。

表 1–1–4　蓬莪术、温郁金、姜黄的原植物、药材名及药材特征比较

原植物名称	药材名称	根茎药材特征
蓬莪术	莪术	呈圆柱形，长 2~6cm，直径 1.8~3cm。表面灰黄色，环节明显，基部密，断面黄绿色，具角质样，蜡光泽
广西莪术	莪术（桂莪术）	根茎特征明显，断面黄褐色或灰黄白色，具角质光泽
温郁金	莪术（温莪术）	根茎特征明显，断面黄棕褐色，维管束点痕多而明显，气香浓，味辛辣

① 小点在此处既指横断面上筋脉小点（维管束群），又指黄色油点，均可肉眼察见。

续表

原植物名称	药材名称	根茎药材特征
温郁金	片姜黄	根茎呈纵切薄片，切片灰黄色，平滑，有细纵条纹（维管束群），边缘皱缩，质脆，断面淡棕黄色，气香，辛凉
姜黄	姜黄	根茎分圆形姜黄和长形姜黄。圆形姜黄根茎长3~4cm，直径2~3cm，表面黄棕色；长形姜黄为侧根茎，长2.5~6cm，直径0.8~1.5cm，断面纵皱金黄色，角质，据蜡样光泽。本品香气特异，味辛、苦

表 1–1–5　郁金的原植物、药材名及药材特征比较

原植物名称	药材名称	块根药材特征
蓬莪术	郁金（绿丝郁金）	呈长椭圆形，长2~4cm，直径1.0~1.5cm。表面灰黄棕色，光滑。断面角质样，平滑，黄绿色，姜味较淡
广西莪术	郁金（桂郁金）	呈纺锤形，长2.5~5cm，直径1.0~1.5cm，长约为直径的3倍。断面浅黄棕色或灰白色
温郁金	郁金（温郁金）	呈长纺锤形，长1.5~3cm，直径1.0~1.5cm，表面显黄黑色，断面灰黑色，具角质样光泽，气似樟脑
姜黄	郁金（黄丝郁金）	呈长纺锤形，长1.5~3cm，直径0.8~1.5cm，长约直径的2倍，表面显黄棕色，光滑。断面角质样，橙黄色，具姜味

老中药师孙德海将姜黄与片姜黄性状鉴别特征总结为如下歌谣：

姜黄

姜科姜黄用根茎，主根茎呈卵圆形。
扁圆柱形侧根茎，茎痕环节甚明显。
周表深棕粗糙纹[①]，断面角质黄如金。
气香特异味苦辛，破血行气且通经。

片姜黄

姜科植物温郁金，根茎纵切成薄片。
周表灰黄粗纵痕，切面黄白纵条纹[②]。
质脆粉性气香辛，破血行气又通经。

① 粗糙纹，指根茎表面多数点状下陷的须根痕及侧生根茎的圆形茎痕纹理。从饮片的周表面看更显粗糙。

② 纵条纹，指根茎的纵切面上显现的内皮层及筋脉（维管束群）而表现的条纹，而在横切面中则为内皮层及筋脉小点。

高良姜

1. 高良姜

高良姜为姜科植物高良姜的干燥根茎。药材呈圆柱形，长 5~9cm，直径 1~1.5cm。表面棕红色或棕褐色。有灰棕色波状环节和细密的纵皱纹，节间长 1~1.5cm，根痕圆形，质坚，不易折断。断面纤维性，灰红棕色，中心环纹（内皮层环）明显，气芳香，味辛辣。本品性热，味辛。具有温中散寒，行气止痛的功效。

2. 大高良

大高良为姜科同属植物大高良姜的干燥根茎，直径粗达 1.5~3cm（高良姜直径仅为其一半），香气也较弱。

老中药师孙德海将高良姜性状鉴别特征总结为如下歌谣：

姜科植物高良姜，棕红圆柱环波样。
纵皱明显细密纹，质坚难折纤维强。
断面中心环明显，灰棕辛辣气芳香。
温中行气止痛强，注意区别大高良。

山慈菇与光慈菇

1. 山慈菇

山慈菇为兰科植物杜鹃兰、独蒜兰及云南独蒜兰的干燥假鳞茎。药材依次习称毛慈菇、冰球子（后二者）。

（1）毛慈菇（杜鹃兰） 呈圆锥状（倒陀螺形），基部脐状，表面黄棕（棕褐）色，具纵皱纹，膨大部具环节 2~3 个，节上有鳞叶，腐朽后呈丝毛状。质坚硬，断面灰白色，粉性或角质。气弱，味淡，带黏性。

（2）冰球子（独蒜兰及云南独蒜兰） 其形状与上相似，唯顶端明显突起，形似长颈瓶状，膨大部分无环节，基部无脐，味淡，味苦而稍黏。

2. 光慈菇

光慈菇为百合科植物老鸦瓣的鳞茎。药材呈圆球形（长圆形），表面光滑，显粉白色（黄白色），一侧有一纵沟，上连端尖，下连基部，质硬而脆，断面白色，粉质，内有圆柱形心（鳞芽），气弱，味淡。

以上药名虽相似，但药材性状及功效有异，临床上要防止混淆，注意区别。

3. 益辟坚

益辟坚为百合科植物丽江山慈菇的球茎。曾有误作山慈菇药用引起中毒。详见贝母项下注释，临床使用时应注意鉴别。

老中药师孙德海将山慈菇与光慈菇性状鉴别特征总结为如下歌谣：

山慈菇

杜鹃兰与独蒜兰，二兰植物属兰科。
毛慈菇与冰球子，药材统称山慈菇。
形态相近假鳞茎，粉性角质带黏性。
陀螺样与长颈瓶，前者环节二三个，
后者无脐又无环，薄片粗粒半透明。
性寒辛甘小毒存，清热解毒散结能。

光慈菇

老鸦瓣属百合科，鳞茎入药光慈菇。
表面光滑锥圆卵，基部圆平顶尖留。
基顶连结一侧沟，性寒辛甘有小毒。
散结化痰治肿瘤，正名付方光慈菇。

细辛

1. 细辛

细辛为马兜铃科植物北细辛、汉城细辛、华细辛的干燥根及根茎。前二种习称“辽细辛”。细辛，药性辛温。归心、肺、肾经。具有解表散寒，祛风止痛，通窍，温肺化饮的功效。用于风寒感冒，头痛，牙痛，鼻塞流涕，鼻鼽，鼻渊，风湿痹痛，痰饮喘咳。

（1）北细辛　多为十数棵扎成一把，常为卷团状，根茎呈圆柱形，长1~4cm，具短分枝，表面灰棕色，粗糙，有环形节，节间距短（1~4mm），分枝顶端具碗状茎痕。根细长，密生节上，直径1mm，表面灰黄色，平滑，具纵皱纹，质脆，易折断，断面黄白色。单叶，生于根茎上，有1~3叶，具长柄，柄有纵纹，完整叶片呈心形，长4~10cm，略宽（6~12cm），全缘，顶端短尖或钝尖。花有时可见，多皱缩，暗紫色，钟形。果实有时可见，半球形蒴果。饮片气清香，味辛辣而麻舌。

（2）汉城细辛　根茎直径0.1~0.5cm，节间长0.1~1cm。

（3）华细辛　外形与北细辛相似，唯根茎较长（3~8cm），茎节间较密

（约 1mm），叶片先端渐尖，质薄易碎，气味也弱于北细辛。

2. 马细辛

马细辛为马兜铃科植物马细辛的干燥带根全草，又名杜衡。仅在江苏、浙江、江西等地作土细辛用，但《江苏省中药饮片炮制规范》（1989 年版）并未收载本品。本品与正品相比较差别较大，根茎短，节不密，根稀少，完整叶呈肾形，顶端圆钝，气味远不如正品。

3. 细辛伪品

（1）金粟兰　存地上茎，叶片非心形，须根几无香气。

（2）毛细辛　根茎细长、节疏、叶片二面散生细毛。

老中药师孙德海将细辛性状鉴别特征总结为如下歌谣：

细辛药用根根茎，根茎细短环节密。
叶片基生柄尤长，须根细长多密集，
心形叶尖短或钝，气清麻舌味辛烈。

徐长卿

徐长卿为萝藦科植物徐长卿的干燥根和根茎。正品根茎呈不规则柱状，有盘节，长 0.5~3.5cm，直径 2~4mm，根茎松散，节间宽。根呈细长圆柱形，弯曲，粗而少。长 10~16cm，直径 1~1.5mm。表面淡黄白色至淡棕黄色或棕色，与细辛相比较，色偏黄，具微细的纵皱纹，并有纤细的须根。质脆，易折断，断面粉性，皮部类白色或黄白色，形成层环淡棕色，木部细小。气香，香气重，具丹皮酚香味，与细辛相比，麻香没有细辛强烈。味微辛凉、麻舌。药材徐长卿与细辛外形相似，较易混淆，二药功效差别大，防误抓。

注： 细辛与徐长卿在性状上有部分相似处，现将二者区别列表 1-1-6，临床使用时需加以区别。

表 1-1-6　细辛与徐长卿区别一览表

品名	细辛	徐长卿
来源	马兜铃科植物北细辛、汉城细辛、华细辛的干燥根和根茎	萝藦科植物徐长卿的根及根茎
性状	（药材）常为 10 余棵扎成小把成团（含根、根基）。根细长灰黄色，密生于茎草上，根直径 1mm，根茎长 1~4cm，具分枝，节明显环形，粗糙气味辛香窜麻香	根细，长 10~16cm，直径 1~1.5mm（相对较粗），根茎长 0.5~3cm，直径 2~4mm（较粗）。气味有特异香气，味辛麻舌

品名	细辛	徐长卿
饮片	根直径 1mm，断面黄白色，欠粉性，可见叶片（叶丝），宽阔，有特异性的辛窜香气和麻舌感	根直径 1~1.5cm（较粗），显粉性。应无叶片；如果见叶片则为狭披针形（加工时保留了地上部分）。香气特异、麻香没有细辛强烈
植物特征	叶生于根茎上，仅一至三叶，具长柄，叶片肾状心形，全缘，基部深心形；叶尖较矩、钝尖，花暗紫色，钟形；果：蒴果，半球形，气味辛香窜麻香	叶生于地上茎、对生、被针形至线形，全缘、聚伞花序、蓇葖果
药性	辛温，发表散寒，温肺止咳，祛风止痛	辛温，味辛，祛风通络，止痛解毒
注意点	1. 假细辛来源于金粟兰科，需注意鉴别；2. 细辛作为马兜铃科植物，应注意发生肝、肾毒性；3. 二者功效差别较大，需防误抓	

第二节　茎木皮类中药经验鉴别

通草

通草为五加科植物通脱木的干燥茎髓。圆柱形，表面白色或淡黄色，有浅纵沟纹。轻质松软，微微有弹性。易折断，断面平坦，显银白色光泽，中间有空心或半透明的薄膜，纵剖面呈梯状排列。味淡。

市场上有混淆品实心大通草，为八角金盘的茎髓。表面黄白色，质硬，断面实心，应注意区分。

老中药师孙德海将通草性状鉴别特征总结为如下歌谣：

通草植物通脱木，茎髓圆柱软轻松。
银白光泽易折断，中央相隔空洞膜。
方通通丝成薄片，纵剖薄膜梯状列。
无臭无味身白洁，清热通乳功效捷。

小通草

小通草为旌节花科植物喜马山旌节花、中国旌节花或山茱萸科植物青荚叶的干燥茎髓。旌节花茎髓为白色或淡黄白色段，表面平坦，呈银白色光泽。质轻软，手捏容易变形有弹性。水浸后有黏滑感，青荚叶茎髓质地较硬，手捏不易变形，水浸后没有黏滑感。

老中药师孙德海将小通草性状鉴别特征总结为如下歌谣：

旌节花科旌节花，山茱萸科青荚叶。
茎髓名曰小通草，体轻松软有弹性。
平滑实心有光泽，手捏水浸来分清。

桑寄生与槲寄生

1. 桑寄生

桑寄生为桑寄生科植物桑寄生的干燥带叶茎枝。饮片多采用茎、秆、枝、叶片入药。正品茎枝呈圆柱形，茎秆粗，长 3~4cm，直径 0.2~1cm；表面颜色深，呈棕褐色，具细纵纹，并有多数细小突起的棕色皮孔，嫩枝有的可见棕褐色绒毛；质坚硬，断面不整齐，皮部红棕色，木部色较浅。叶多卷曲，具短柄；叶片呈披针形，长 3~8cm，宽 2~5cm；表面黄褐色，全缘；革质。气微，味涩。

2. 槲寄生

槲寄生为桑寄生科植物槲寄生的干燥带叶茎枝。与桑寄生同科不同种，常有北槲南桑之说。正品茎枝呈圆柱形，长约 30cm，直径 0.3~1cm；表面黄绿色至金黄色，有纵皱纹；节膨大，节上叉枝，叉枝呈歧状分枝；体轻，质脆，易折断，断面不平坦，皮部黄色，木部色较浅，射线放射状，髓部偏向一侧。叶对生，易脱落，无柄；叶片呈长椭圆状披针形，长 2~7cm，宽 0.5~1.5cm；基部楔形，全缘；表面黄绿色，有 3~5 条叶脉；革质。气微，味微苦，嚼之有黏性。

秦皮

秦皮为木犀科植物苦枥白蜡树、白蜡树、尖叶白蜡树或宿柱白蜡树的干燥枝皮或干皮。本品外表灰褐色，生有灰白色花斑，无一定形状，易折断，质硬而脆，其水浸液在日光下观察显碧蓝色荧光。

老中药师孙德海介绍，甘肃地区曾经的代用品山核桃楸皮的特征为：外皮灰绿色，嫩皮上有三角状的大型叶柄痕，老药工根据形状称其为“猴儿脸”，此特征非常特殊；山核桃楸皮质柔韧，不易折断，民间过去曾用它代麻绳用；山核桃楸皮的水浸液为浅黄棕色，无荧光。

沉香与进口沉香

1. 沉香

沉香为瑞香科植物白木香含有树脂的木材，为国产沉香，主产于海南岛，又称白木香。本品呈不规则块片或长条或小碎块，表面凹凸不平（加工痕迹），间有棕黑色微显光泽的斑块，在树脂渗出固结面（结香处）有凹凸状裂纹及蜂窝状小孔，用刀削之有颗粒状物。质坚硬，多不沉于水。有特异香气，味微苦，燃之发浓烟及强烈香气，并有黑色油状物渗出。

2. 进口沉香

进口沉香为瑞香科植物沉香含有树脂的心材，主产于越南、印度、马来西亚等国。本品呈圆柱状或不规则棒状、条块，有明显的刀削痕，表面灰黑色至棕黑色，密布棕黑色细纵纹（为含树脂的纹理）或棕黑色的树脂斑块（为结香痕迹），质坚而重，能沉入水中，气味浓，燃之发浓烟，香气强烈。

老中药师孙德海将沉香与进口沉香的性状鉴别特征总结为如下歌谣：

国产沉香白木香，斑块黑白镶脂纹，
质松气逊不沉水，降气平喘肾阳温。
进口沉香入水沉，表面棕黑树脂纹，
质重坚硬油性足，燃之浓烟香气存。

檀香

檀香为檀香科植物檀香的树干的干燥心材。本品心材柱状成段，长约 1m，直径大于 10cm，表面光滑细腻，显灰黄色或黄褐色，有节疤痕。横断面棕黄色，显油迹，有棕色年轮。纵向劈开丝纹顺直，质坚难折，气清香，燃之香气更浓烈。味淡，入口有辛辣感。檀香心材柱状段，光滑细腻灰黄褐。

老中药师孙德海将檀香性状鉴别特征总结为如下歌谣：

纵向劈开丝顺直，横截棕黄显油迹。
味淡微有辛辣感，清香燃之气浓烈。

苏木

1. 苏木

苏木为豆科植物苏木的干燥心材。具有活血化瘀，消肿止痛功效。本品呈圆柱形或呈疙瘩块状，表面暗红棕色，可见红黄相间的纵向条纹，有刀削痕及细小凹入油孔，质坚硬沉重，致密。横断面纤维性，有明显的同心环纹（年轮），髓部黄白色，并有点状闪光的结晶物。本品在热水中，水被染成红色，加酸变成黄色，再加碱液又恢复成红色。饮片以刨片为佳。

2. 劣质苏木

苏木按规定应用心材，但在饮片中发现有用枝干劈成小块或用边材，可见其木栓层和韧皮部者，色泽黄白，体轻，质差。

老中药师孙德海将苏木性状鉴别特征总结为如下歌谣：

豆科苏木用心材，圆柱长条疙瘩块。
凹陷油孔虽细小，色泽红棕表内外。
质重硬坚且致密，黄白心髓闪点在。
片入热水水红染，酸水变黄碱红还。
活血祛瘀消肿痛，饮片宜用刨片块。
劣质饮片淡黄棕，依法当纠皮边材。

木通与川木通

《中国药典》（2020年版）收载的木通类药材为木通和川木通。

1. 木通

木通为木通科植物木通、三叶木通或白木通的干燥藤茎。本品呈圆柱形，常稍扭曲。表面灰棕色至灰褐色，外皮粗糙而有许多不规则的裂纹或纵沟纹，具突起的皮孔。节部膨大或不明显，具侧枝断痕。体轻，质坚实，不易折断，断面不整齐，皮部较厚，黄棕色，可见淡黄色颗粒状小点，木部黄白色，射线呈放射状排列，髓小或有时中空，黄白色或黄棕色。气微，味微苦而涩。

2. 川木通

川木通为毛茛科植物小木通、绣球藤的干燥藤茎。饮片为圆形薄片，周边有槽沟，残存表皮显棕红色或黄棕色。断面木部宽广，显黄棕色或浅黄棕色，具多层菊花状黄白色放射纹及裂隙，布满小孔（导管），髓小，类白色。

注：关木通为马兜铃科植物关木通的藤茎。过去作为木通的主流商品，后因发现所含的马兜铃酸类成分具有肾毒性，现已在药典及药品标准中去除。饮片直径较大，具樟脑气，易于辨认，临床上不可作为木通使用。

老中药师孙德海将木通与川木通性状鉴别特征总结为如下歌谣：

木通

木通来自木通科，有药部位是茎藤。
外皮粗糙显裂纹，节部膨大枝断痕。
皮部可见黄色点，断面木部放射纹。

川木通

川木通自毛茛科，主产川鄂云贵陕。
绣球藤和小木通，表面红棕纵沟显。
断面木部孔环散，簇晶棱晶都难求。
味淡微苦性微寒，清热利尿通经乳。

首乌藤

首乌藤为蓼科植物何首乌的干燥藤茎，又名夜交藤，呈细长圆柱状，通常扭曲，有时分枝，直径3~7mm。表面紫褐色，粗糙，有扭曲的纵皱纹和节，并散生红色小斑点，栓皮菲薄，呈鳞片状剥落。质硬而脆，易折断，断面皮部棕红色，木部淡黄色，木质部呈放射状，中央为白色疏松的髓部。气无，味微苦涩。以粗壮均匀、外表紫褐色者为佳。四川商品为干燥的带叶嫩茎。茎细，黄绿色或黄褐色，叶多皱缩。

老中药师孙德海将首乌藤性状鉴别特征总结为如下歌谣：

夜交藤是首乌藤，细长圆柱曲成捆。
表面紫红有皮落，断面三层三色分[①]。
性平味甘能安神，养血活络又补肾。

络石藤

1. 络石藤

络石藤为夹竹桃科植物络石的干燥带叶藤茎。本品茎呈圆柱形，弯曲，多分枝，长短不一，直径1~5mm。表面红褐色，有点状皮孔及不定根。质硬，断面淡黄白色，常中空。叶对生，有短柄。展平后叶片呈椭圆形或卵状披针形。全缘，略反卷，上表面暗绿色或棕绿色，下表面色较淡，革质。气微，味微苦。

2. 络石藤伪品

伪品为桑科植物薜荔的带叶茎枝，其主要特征为茎枝呈圆柱形，节处具有

① 断面三层三色分，指皮部、木部及髓部分别具有紫红色、黄白色及白色三种颜色。

较多的椭圆形气生根，叶全缘革质，上表面光滑，下表面有显著凸起的网状叶脉，形成许多凹窝，茎枝质脆坚韧，髓部呈点状，偏于一侧。

老中药师孙德海将络石藤性状鉴别特征总结为如下歌谣：

夹竹桃科络石藤，带叶茎枝叶对生。
叶形卵状具短柄，革质全缘又平顺。
性寒味苦能消肿，祛风通络活血能。

鸡血藤

1. 鸡血藤

鸡血藤为豆科植物密花豆的干燥藤茎。药材为扁圆柱形长段或切制成厚片。表面灰棕色，横断面木部红棕色或棕色。导管孔多数，可见红棕色或黑棕色的树枝状分泌物与木部相间排列，呈3~8个偏心性半圆形环，髓部偏向一侧。质坚硬，气微，味涩。本品性温，味苦、甘，归肝肾经，具有活血，补血，通经络的功效。

2. 混淆品

市场上曾将鸡血藤属多种植物的茎藤作鸡血藤入药。

（1）山鸡血藤（香花岩豆藤） 茎藤表面灰棕色，有多数纵长或横长的皮孔；断面皮部约占半径1/4处有一圈渗出的黑棕色树脂状物，木部黄色，可见细密小孔，髓极小。

（2）昆明鸡血藤（网络鸡血藤） 茎呈圆柱形，表面灰黄色，粗糙，具横向皮孔，皮孔椭圆形至长椭圆形，横向开裂。质坚，难折断，折断面呈不规则片状。皮部约占横切面半径的1/7。分泌物深褐色，木部黄白色，导管孔不明显，髓小居中。

（3）厚果鸡血藤 藤茎成分与香花岩豆藤相似，但根和果实有毒，只能作杀虫剂使用。

（4）同科油麻藤属植物常绿油麻藤的藤茎，在福建曾作鸡血藤使用，应予以鉴别。

注：（1）绿功鸡血藤 以木通科植物大血藤作鸡血藤使用，并以熬制成膏，称绿功鸡血藤；（2）有用木兰科植物异形南五味子的藤茎作为鸡血藤膏的生产原料，商品称为“凤庆鸡血藤膏”。此类通过加工制成且未经药监部门批准的“鸡血藤膏”，均不可药用，以避免发生中毒事故。民间集市贸易销售的“鸡血藤膏”，更需加强管理。

老中药师孙德海将鸡血藤性状鉴别特征总结为如下歌谣：

豆科植物密花豆，藤茎扁圆棕色灰。
心髓断面偏一侧，向心数个半圆环。
环布红棕胶状物，鲜时流汁似鸡血。
故名此为鸡血藤，通络活血又补血。

大血藤

大血藤为木通科植物大血藤的干燥藤茎，又名红藤。干燥茎呈圆柱形，略弯曲，通常截成长约 30cm 的段状，直径 1~3cm。外表棕色或灰棕色，粗糙，具有浅的纵槽纹及明显的横裂纹，有时可见膨大的节部及略凹陷的枝痕或叶柄痕，栓皮常呈鳞片状开裂，脱落处露出淡红棕色的内皮部。质坚韧，有弹性，折断面裂片状；平整的横切面，韧皮部显红棕色，有数处向内嵌入木质部，木质部显黄白色，导管呈细孔状，髓射线显棕红色，放射状排列。气异香，味淡微涩。以条匀、径粗者佳。大血藤，味苦，性平。具有败毒消痈，活血通络，祛风杀虫的作用。用于急、慢性阑尾炎，风湿痹痛，赤痢，血淋，月经不调，疳积，虫痛，跌扑损伤。

注：大血藤药性功效与鸡血藤不同，无论临证处方，还是配方均应避免混淆、误用、误配。

老中药师孙德海将大血藤性状鉴别特征总结为如下歌谣：

大血藤属木通科，又名红藤易辨认。
断面皮部红环纹，外表纵沟枝叶痕。
形成车轮放射纹，嵌入木部似齿轮。

钩藤

1. 钩藤

钩藤为茜草科植物钩藤、大叶钩藤、毛钩藤、华钩藤或无柄果钩藤的干燥带钩茎枝。商品分为光滑无毛和有毛二大类。

（1）光滑无毛　其植物来源有钩藤和华钩藤。前者主产二广、湘、赣、闽。本品钩与茎枝均光滑无毛，茎枝呈方柱形，枝和钩干均呈紫红色或红褐色，具细纵纹，节上对生两个弯曲的钩，节上叶痕呈窝状，质轻，坚韧。断面黄棕色，皮部纤维性，髓部黄色（华钩藤显黄白色），疏松，海绵样，有时呈空洞状，无臭，味淡。

（2）有毛　其植物来源有大叶钩藤、毛钩藤或无柄果钩藤。形态与光滑无毛钩藤相似，唯表面有毛，不光滑（呈细柔毛的，茎表面四周有纵沟者为大叶钩藤；呈粗毛者为毛钩藤；被疏毛的为无柄果钩藤），断面常中空（大叶钩藤），显淡棕色为毛钩藤，其余显黄白色。

2. 地区习用品种

（1）类钩藤和披针叶钩藤　钩与枝光滑无毛，枝呈四方形，枝干后为黑色或紫褐色者为类钩藤；若有狭枝，枝钩干后为棕黄色者为披针叶钩藤。

（2）攀茎钩藤、膜叶钩藤、平滑钩藤及王氏钩藤　属有毛钩藤一类。其中攀茎钩藤钩长较短，达 2cm（不如大叶钩藤粗长，可达 2.8cm），髓部淡黄色而疏松。膜叶钩藤钩端膨大如珠，钩枝被疏柔毛。平滑钩藤与王氏钩藤的叶柄无明显疤痕，茎间呈显著膨大。

老中药师孙德海将钩藤性状鉴别特征总结为如下歌谣：

钩藤来源茜草科，同属植物十余数。
商品分为二大类，无毛有毛相区分。
光滑无毛茎方柱，紫红黄棕质量优。
有毛不滑茎类方，外壁纵沟质欠优。
药性甘寒归肝经，平肝熄风止痉求。

杜仲

杜仲为杜仲科植物杜仲的干燥树皮。本品呈板片状或两边稍向内卷的板片状，有不规则的纵槽及裂纹，刮去栓皮显淡棕色，内表皮红紫色或紫褐色，光滑质脆，易折断，断面有细密银白色富弹性的胶丝相连（内含橡胶），折断拉开有多数细丝，丝可拉长达 1cm 以上。本品味甘，性温。有补益肝肾、强筋壮骨、调理冲任、固经安胎的功效。

市场上发现的杜仲伪品如下：

（1）红杜仲　为夹竹桃科杜仲藤属植物的茎藤、茎皮及根皮（植物为杜仲藤，毛杜仲藤、红杜仲藤），此类外表灰褐色，去除粗皮呈红棕色，内表面黄棕色，折断后有少许银白色稀疏的胶状丝。

（2）金丝杜仲　为卫矛科植物丝锦木、云南卫矛的茎皮。此类外表灰黑，内表面淡黄色，断处白色丝疏而脆，无韧性、拉 2mm 即断，粉末无石细胞，有草酸钙簇晶，以此区别于正品。

老中药师孙德海将杜仲性状鉴别特征总结为如下歌谣：

杜仲药用树干皮，胶状丝多难伪充，
富有弹性银丝密，降压安胎强筋用。
丝疏且脆二毫米，皮薄内外无紫红，
金丝杜仲红杜仲，冒我真品法不容。

黄柏与关黄柏

1. 黄柏

黄柏为芸香科植物黄皮树的干燥树皮。习称“川黄柏”。呈板片状或浅槽状，厚3~7mm（比关黄柏厚），外表面黄棕色或黄褐色。皮孔横生，具纵向浅裂纹，较粗糙。内表面暗黄色或棕黄色，纵棱线纹细密。体轻，质硬。断面深黄色裂片状，分层，纤维性，气微，味苦，黏液性，能使唾液染成黄色。饮片为丝片。显微镜下木栓细胞呈长方形，石细胞壁厚，层纹明显，分枝状。薄壁细胞中有淀粉粒，黏液细胞多见（故药材在口中嚼之有黏感）。紫外灯显亮黄色荧光。

2. 关黄柏

关黄柏为芸香科植物黄檗的干燥树皮。本品较薄，厚2~4mm（不及黄柏厚），表面、外表面和断面颜色不及川黄柏的深黄色，且略显绿色（鲜黄色至黄绿色），皮孔少，具纵向浅裂纹，较粗糙，显微镜下木栓细胞呈方形。

老中药师孙德海将黄柏性状鉴别特征总结为如下歌谣：

植物黄柏黄皮树，药用树皮板槽状。
表面黄棕粗糙面，横生皮孔纵裂纹。
断面纤维裂片关，内表平坦纵棱线。
唾液黄染有黏感，厚薄颜色相区分。
苦寒清热又燥湿，泻火解毒退虚热。

海桐皮、川桐皮与浙桐皮

海桐皮为豆科植物刺桐的干燥树皮；川桐皮为五加科植物刺楸的干燥树皮；浙桐皮为芸香科植物樗叶花椒的干燥树皮；另有木棉科植物木棉的干燥树皮在广东及广西作为海桐皮使用。以上四种药材功效虽相近，但临床运用仍需按标准区别使用。除性状特征可资区分外，还可借助显微鉴别加以区分：海桐皮有方晶，但无石细胞；川桐皮方晶和簇晶均可察见；浙桐皮方晶和石细胞均可察见；区域习用海桐皮石细胞和簇晶均可察见。

老中药师孙德海将海桐皮、川桐皮与浙桐皮等性状鉴别特征总结为如下歌谣：

海桐皮

豆科刺桐海桐皮，乔木刺桐仍其中。
圆锥钉刺扁锐尖，片状卷曲色淡棕。
内表平坦色黄棕，镜下方晶辨别用。

川桐皮

植物刺楸五加科，黑褐树皮称川桐。
钉刺偏平乳头状，内表黄白纤维纹。
饮片难辨显微观，方晶簇晶相区分。

浙桐皮

樗叶花椒和朵椒，树皮亦混称海桐。
皮薄刺多灰褐色，内表光滑色黄棕。
镜下方晶石细胞，排除海桐为浙桐。

习用海桐皮

植物木棉木棉科，皮厚刺多环纹多。
长方方形石细胞，簇晶相见好区分。
区域习用海桐皮，两广四川该品留。
四种功效虽相近，处方仍需用正名。

五加皮、香加皮与地骨皮

1. 五加皮

五加皮为五加科植物细柱五加的干燥根皮。本品呈不规则卷筒状，长5~15cm，直径0.4~1.4cm，厚约0.2cm。外表面灰褐色，有稍扭曲的纵皱纹和横长皮孔样斑痕；内表面淡黄色或灰黄色，有细纵纹。体轻，质脆，易折断，断面不整齐，灰白色。气微香，味微辣而苦。药性辛、苦，温。具有祛风除湿，补益肝肾，强筋壮骨，利水消肿的功效。

2. 香加皮

香加皮为萝藦科植物杠柳的干燥根皮。本品呈卷筒状或槽状，少数呈不规则的块片状，长3~10cm，直径1~2cm，厚0.2~0.4cm。外表面灰棕色或黄棕色，栓皮松软常呈鳞片状，易剥落。内表面淡黄色或淡黄棕色，较平滑，有细纵纹。体轻，质脆，易折断，断面不整齐，黄白色。有特异香气，味苦。药性辛、苦，温，有毒。具有利水消肿，祛风湿，强筋骨的功效。

3. 地骨皮

地骨皮为茄科植物枸杞或宁夏枸杞的干燥根皮。本品呈筒状、槽状或不规则的卷片，外表面灰棕黄色，粗糙，易成鳞片状剥离。内表面黄白至黄白色。体轻质脆易折断，断面不平坦，外层黄棕，内层灰白色，气微，味微甘而后苦。理化鉴别：取药材新鲜断面置紫外光灯下观察木栓层呈棕色，韧皮部呈淡蓝色荧光（陈旧者显淡黄色荧光）；取粉末 5% 的水浸液或碱性水浸液均呈污绿色荧光，粉末 70% 的醇提液在紫外灯下观察显淡蓝色荧光。地骨皮具有凉血除蒸、清肺降火等功效。

以上三种药之间性状区别详见表 1–2–1。

表 1–2–1　五加皮、香加皮与地骨皮区别一览表

品名	五加皮	香加皮	地骨皮
来源	五加科植物细柱五加的根皮。〔注意：本品有同属植物红毛五加的树皮（生有刺），为伪品〕	萝摩科植物杠柳的根皮	茄科植物枸杞或宁夏枸杞的根皮
性状	呈卷筒状，直径 0.4~1.4cm（较细），厚约 2mm，质地轻脆，易折断。表面有扭曲的纵纹，可见长圆形皮孔，断面略平坦，灰白色，气微香，味微辣而苦	呈卷筒状或槽状块片，直径 1~2cm（相对粗），厚 2~4mm。质地疏松脆。栓皮片状脱落，香气浓郁，味苦，稍麻香，水溶液在紫外灯光下显紫色荧光	呈筒、槽状块片或卷片状，直径 0.5~1.5cm，厚 1~4mm，质地：体轻、脆，易折断（同左）。气微，味微甘苦，水浸液显污绿色荧光，药材断面在灯下木栓层显棕色，韧皮部呈淡蓝色荧光
药性	性温，味辛、苦。祛风湿，强筋骨，益气	性温，味辛、苦；有小毒。祛风湿，壮筋骨，强腰膝	性寒，味甘淡。清虚热，凉血
植物特征	小灌木，掌状复叶（五出），伞形花序，浆果。小树干枝上生有小刺，根皮在显微镜下韧皮部可见树脂道及分泌物，草酸钙簇晶（具人参特征）	蔓生小灌木，显乳汁，单叶对生，蓇葖果双生，圆柱形或羊角状，籽多	小灌木，单叶互生或簇生，花簇生于叶腋，浆果卵形，红色，果入药枸杞

老中药师孙德海将五加皮、香加皮与地骨皮性状鉴别特征总结为如下歌谣：

五加皮

细柱五加用根皮，表面灰褐卷筒状。
外表扭曲纵皱纹，内表黄色细纵纹。
体轻质脆易折断，气香微辣而后苦。
祛风除湿补肝肾，强筋壮骨消水肿。

香加皮

杠柳根皮萝藦科，卷筒槽状或块片。

外表栓皮易剥落，内表黄色细纵纹。

体轻质脆易折断，香气特异味较苦。

性温苦辛有小毒，消肿祛湿强筋骨。

地骨皮

茄科枸杞植物名，根皮凉血虚热清。

药材筒状或卷片，质脆易断体松轻。

外表粗糙棕灰黄，断面外黄内白浅。

七十醇液荧光下，淡蓝荧光属真品①。

第三节　全草类中药经验鉴别

番泻叶

1. 番泻叶

番泻叶为豆科植物狭叶番泻或尖叶番泻的干燥小叶（小叶是指除去复叶柄的叶）。本品呈卵形、长卵状披针形，长宽比为 3∶1，全缘，叶尖急尖（后者短尖），无毛（后者有毛），叶基近不对称（后者不对称）。气微特异，味苦，稍有黏性。

2. 番泻叶伪品

本品为豆科植物耳叶番泻的小叶。叶片近圆，与正品形态差异较大，不可药用。

3. 劣质番泻叶

合格番泻叶霉变品叶面发黑色或褐色，应控制在 1% 以内；掺杂品多系掺入番泻叶的非药用部位如荚果、小枝、叶轴及其他有机物，合格番泻叶应控制在 6% 以内。超出应控制的标准，即为劣质番泻叶。

老中药师孙德海将番泻叶的性状鉴别特征总结为如下歌谣：

黄绿狭叶番泻叶，卵状长卵披针形。

---

① 七十醇液荧光下，淡蓝荧光属真品。指地骨皮的 70% 乙醇浸出液在紫外光灯下显淡蓝色荧光，而地骨皮的伪品不显示出淡蓝色荧光。

叶片革质脉隆起，气微味苦稍黏性。
尖叶番泻叶披针，二面均有毛茸现。
镜下可见晶纤维，方晶簇晶均可见。
查伪查霉查杂质，泻下通便功效捷。

大青叶与蓼大青叶

1. 大青叶

大青叶为十字花科植物菘蓝的干燥叶。多为基生叶，叶片多皱缩，或破碎，完整叶展平后呈长椭圆形至长圆状倒披针形，长5~20cm，宽2~6cm，上表面暗灰绿色，可见色深突起的小点，先端钝尖，全缘微波状，基部狭窄下延，叶柄成翼状，叶柄长4~10cm（上部叶无柄）。质脆易碎。气微，味酸苦涩。

2. 蓼大青叶

蓼大青叶为蓼科植物蓼蓝的干燥叶。完整者展开呈椭圆形，长3~10cm，宽2~5cm，显蓝绿色至蓝黑色。先端钝，基部渐狭，不下延，叶柄无翼。带叶茎枝可见节处膜质托叶鞘。质脆。气微，味微涩而少苦。

3. 区域习用品

（1）马蓝叶（马大青） 为爵床科马蓝的叶。呈墨绿色至暗棕黑色。完整叶展平后呈倒卵形或长圆形，长5~10cm，宽3~5cm，叶缘有细小浅钝锯齿，先端渐尖，基部渐窄，质脆易碎。气微，味微涩略苦。

（2）大青（路边青） 完整叶展平后呈长椭圆形，长2~5cm，宽2~5cm，显棕黄色至棕绿色，叶全缘，先端渐尖，基部钝圆，可见细圆形叶柄，质脆易碎。气微，味淡。

老中药师孙德海将大青叶、蓼大青叶与区域习用品的性状鉴别特征总结为如下歌谣：

大青叶

十字花科菘蓝叶，叶形长圆倒披针。
叶缘全缘微波状，叶基下延形成翼。
叶尖端钝灰绿色，叶片皱缩且弯曲。
气微味酸苦涩微，清热解毒且凉血。

蓼大青叶

蓼科蓼蓝蓼大青，叶形椭圆且全缘。

叶基渐狭无翼状，叶尖端钝蓝黑现。

马蓝叶

爵床马蓝马大青，习用二广闽赣川。
叶片椭圆长圆形，叶缘相见钝锯齿。
叶基渐狭尖渐尖，颜色墨绿暗棕黑。

大青

马鞭草科路边青，甘肃江西名大青。
叶长椭圆叶全缘，叶基钝圆尖渐尖。
地区习用非正品，棕黄味淡相区分。

藿香与广藿香

藿香和广藿香都是比较有价值的药材，也是中医常用的芳香性的中药材。现将藿香与广藿香性状鉴别的主要特征分述如下。

1. 藿香

藿香为唇形科植物藿香的干燥地上部分，别名合香、仓告、山茴香、大叶薄荷、排香草、藿香正气草、绿荷荷、藿香草。茎呈四方柱形，四角有棱脊，直径 3~10mm，表面黄绿色或灰黄色，绒毛稀少，或近无毛，质清脆，断面中央有白色髓。老茎坚硬，木质化，断面中空。叶多已脱落，皱缩或破碎，两面微具毛，薄而脆。有时枝端有圆柱形的花序，土棕色，小花具短柄，花冠多脱落，小坚果藏于萼内。气清香，味淡。

2. 广藿香

广藿香为唇形科植物广藿香的干燥地上部分。茎略呈方柱形，四棱较钝圆，多分枝，枝条稍曲折；表面被柔毛，质脆，断面中部有髓，老茎类圆柱形，显灰褐色。叶对生，皱缩成团，展平后叶片呈卵形或椭圆形；两面均被灰白色绒毛；先端短尖或钝圆，基部楔形或钝圆，边缘具大小不规则的钝齿；叶柄细，被柔毛。气香特异，味微苦。

注：广藿香与藿香虽同为唇形科植物的地上部分入药，功效药力相差较大。广藿香在《中国药典》收载，而藿香在江苏称为苏藿香，在其他地方标准未收入，苏藿香更不可充作广藿香入药。

市场上发现的藿香伪品如下：

防风草　是唇形科防风草的干燥地上部分。分枝对生，茎四棱形，表面灰绿、灰棕色，被白色绒毛，尤以棱角处为多，叶对生，叶两面均有毛，质脆易破碎，展开后成卵形，边缘有锯齿，有时可见轮伞花序，花冠多脱落，残存灰绿色花萼，内有1~4枚小坚果，基部老茎则成四角钝圆的方柱形，质硬，断面纤维性，中央有白色髓部，气微香，味微辛苦。

老中药师孙德海将藿香与广藿香的性状鉴别特征总结为如下歌谣：

藿香

植物藿香唇形科，梗茎方柱叶长圆。

断面白色髓心空，香气稍欠功效逊。

广藿香

植物药材广藿香，地上部分色灰黄。

老梗圆柱茎钝方，断面白色有髓藏。

对生叶痕留节上，完整叶片卵圆长。

全身柔毛气芳香[①]，解表化湿功力强。

泽兰与佩兰

1. 泽兰

泽兰为唇形科植物毛叶地瓜儿苗的干燥地上部分。别名地笋、地瓜儿苗、提娄、虎兰、蛇王草。泽兰是中医常用的一味中药材。泽兰性状鉴别的主要特征：具有唇形科植物共性特征，茎呈方柱形，少分枝，四面均有浅纵沟。表面黄绿色或带紫色，节处紫色明显，有白色茸毛；质脆，断面黄白色，髓部中空。叶对生，有短柄；叶片多皱缩，展平后呈披针形或长圆形，长5~10cm；上表面黑绿色，下表面灰绿色，密具腺点，两面均有短毛；先端尖，边缘有锯齿。花簇生叶腋呈轮伞状，花冠多脱落，苞片及花萼宿存，黄褐色。无臭，味淡。

市场上发现的泽兰伪品如下：

异味泽兰　为菊科植物异味泽兰的干燥茎叶。茎呈圆柱形，有分枝，表面黄棕色或黄绿色，有细纵棱纹，密被白色或灰白色短柔毛，节明显，质脆，易折断，断面黄白色，髓部白色，叶多皱缩破碎，完整者长椭圆形，先端渐尖，基部楔形，边缘有圆锯齿，上表面暗绿色，下表面灰绿色，两面密被腺点；上表面粗涩，被白色短柔毛，下表面叶脉突出，密被灰白色绒毛，头状花序多数，在茎枝顶端排成复伞状花序，花序柄密生绒毛。瘦果黑色，散布黄色腺点。臭微，味稍苦。

---

① 全身柔毛，指广藿香全身被白色绒毛，尤以棱角处为多见。

2. 佩兰

佩兰为菊科植物佩兰的干燥地上部分。别名兰草、圆梗泽兰、香水兰、醒头草、省头草、香草、孩儿菊、燕尾香、千金草。佩兰的用药历史悠久，是中医常用的一味中药材。具有芳香化湿和中、醒脾开胃、发表解暑之功效。茎呈圆柱形，表面黄棕色或黄绿色，有的带紫色，有明显的节和纵棱线；质脆，断面髓部白色或中空。叶对生，有柄，叶片多皱缩、破碎，绿黄褐色；完整叶片 3 裂或不分裂，分裂者中间裂片较大，展平后呈披针形或长圆状披针形，基部狭窄，边缘有锯齿；不分裂者展平后呈卵圆形、卵状披针形或椭圆形。气芳香，味微苦。

市场上发现的佩兰伪品如下：

（1）矮糠　为双子叶植物报春花科植物灵香草的带根全草。茎多扭曲不直，表面有纵向纹线及 3 条棱翅，一侧常生有须状不定根，表面呈灰绿至紫棕绿色。叶互生，有长柄，叶片卵形多皱折，基部楔形具翼，羽状网脉显著，类纸质。有时于叶腋处带有球形是蒴果，类白色，果柄细长，萼宿存，果皮薄，内藏多数细小的棕黑色种子，呈立体三角形；伪品亦质脆，易折断，断面三角形，类黄白色，无真品的断面特征；闻之气味芳香而浓郁。

（2）泽兰　为唇形科植物泽兰的地上部分。泽兰的茎方柱形，有涩毛，叶披针形有尖犬齿，通常不分裂，香气较弱。

（3）林氏泽兰　为唇形科植物林氏泽兰的地上部分。全部茎枝被柔毛或粗毛，叶椭圆长披针形，具粗齿。

我国有些地区误将菊科泽兰属植物佩兰及同属植物作为泽兰使用，应予以纠正。菊科泽兰属植物叶不分裂，叶片两面均有毛，下面有腺点；而正品药材佩兰叶背面沿叶脉有疏毛，无腺点。菊科植物佩兰与唇形科植物泽兰科属不同，功能主治有别，千万不可混用。

老中药师孙德海将泽兰与佩兰的性状鉴别特征总结为如下歌谣：

泽兰

地瓜儿苗药泽兰，单叶对生花轮伞。
叶形披针茎方形，表面黄绿节紫色。
髓部中空面黄白，活血破瘀通经血。

佩兰

菊科植物药佩兰，头状花序又聚伞。
茎圆平直节明显，叶片对生深裂三。

一大二小均披针，化湿醒脾解暑专。

现将易混淆的广藿香、佩兰和泽兰性状鉴别特征等列表1-3-1。

表1-3-1 广藿香、佩兰和泽兰性状鉴别特征等比较一览表

品名	广藿香（注意区别藿香）	佩兰（别名省头草）	泽兰
来源	广藿香地上部分（唇形科）	佩兰的地上部分（菊科）	地瓜儿苗或毛叶地瓜儿苗的地上部分（唇形科）
性状	气香，被柔毛（多年生），茎秆基部近圆形，上部方形，叶卵形或卵长圆形，花两性轮伞穗状花序，果实为小坚果，以叶多香气浓烈为优，叶多皱缩，易脱落但留叶痕，叶有叶柄、明显，柔毛灰白色	茎显圆柱形，黄绿色略带紫黄色，有细纵纹，切断面有白色髓占1/2，有时中空。叶对生，三出深裂，中裂片较大。头状花序，管状花冠，柱形瘦果。气芳香，味微苦	茎上生有不定根，茎方形，切断面中空，占切面的1/2，叶披针形，叶缘有锐锯齿，叶对生、短柄，叶腋轮伞花序，以质嫩，色绿，叶多为优
功效	解表祛暑，和胃化湿	化湿醒脾，祛暑（止流涎）	活血通络，破瘀利水
备注	注意鉴别同科植物藿香，该品株高，气淡而不香，茎切面壁薄腔大，色白叶薄，味淡，具唇形科特征	①前二味藿香、佩兰可合用，能增加功效 ②同科植物轮叶泽兰（省标收载药品为野马追），主要用于清热解毒	佩兰、泽兰不可混用，因其功效不同

荆芥

荆芥为唇形科植物荆芥的干燥地上部分。本品呈不规则的段。茎呈方柱形，表面淡黄绿色或淡紫红色，被短柔毛。切面类白色。叶多已脱落。穗状轮伞花序。气芳香，味微涩而辛凉。

注：注意与同科植物香薷的区别，勿混淆使用。

老中药师孙德海将荆芥的性状鉴别特征总结为如下歌谣：

荆芥茎方叶对生，叶片三裂线披针。

花萼五裂狭钟状，坚果矩圆有三棱。

黄绿穗长气浓香，止血解表还祛风。

香薷

香薷为唇形科植物石香薷或江香薷的干燥地上部分。本品长14~30cm，密被白色短茸毛。茎多分枝，四方柱形，近基部圆形，直径0.5~5mm；表面黄棕色，近基部常呈棕红色，节明显，节间长2~5cm；质脆，易折断，断面淡黄色，叶对生，多脱落，皱缩或破碎，完整者展平后呈狭长披针形，长0.7~2.5cm，宽约4mm，边缘有疏锯齿，黄绿色或暗绿色；质脆，易碎。花轮密集成头状；苞片被白色柔毛；花萼钟状，先端5裂；花冠皱缩或脱落。小坚果4个，包于宿萼内，香气浓，味辛凉。

注：注意与同科植物荆芥的区别，勿混淆使用。主要区别：花序长短、花萼裂片长短、果实形状及茸毛多少。详见表1-3-2。

老中药师孙德海将香薷的性状鉴别特征总结为如下歌谣：

香薷茎方径二毫，全身密被白茸毛。

穗状花穗钟状萼，坚果有点向内凹。

枝嫩穗多气香浓，和中利湿且解表。

表1-3-2　荆芥与香薷形状比较

品名	荆芥	香薷
花序	穗状	头状（短）
花宿萼裂片	狭钟状	钟状（短）
果实	矩圆，有三棱	坚果，有点向内凹
毛茸	被短柔毛	密被短柔毛（多）

败酱草与菥蓂

1.败酱草

败酱草为败酱科植物黄花败酱或白花败酱的干燥全草。两者均有败酱气，同等入药，但其性状有所区别，现将黄花败酱与白花败酱两者性状区别点分述如下：

（1）黄花败酱的地下根茎节间长2cm以下，节生细根；而白花败酱地下茎节间长3~6cm，节生粗毛。

（2）黄花败酱的叶羽状深裂或全裂，边缘具粗锯齿；而白花败酱茎生叶不分裂。

（3）黄花败酱的聚伞花序集成顶生的伞房花序，花黄色；而白花败酱的聚伞花序圆锥状顶生或腋生，花白色。

败酱草的混用品及伪品：

（1）北败酱　为菊科植物苣荬菜的干燥全草。主根短小，无地下根茎，茎具互生叶痕，叶缘具波状尖齿，花序头状。

（2）苦买菜　为菊科植物苦苣菜的干燥全草。无地下根茎，主根短，基生叶呈羽状深裂，有小齿，茎生叶基部耳状抱茎，头状花序。

苣荬菜和苦买菜不可作败酱草和苏败酱用。

老中药师孙德海将败酱草性状鉴别特征总结为如下歌谣：

黄花白花败酱草，特殊臭气先分晓。
茎和茎基圆柱形，茎枝身被白粗毛。
叶片深裂二三对，花序聚伞又圆锥。
白花败酱茎无叉，叶不分裂白长毛。
败酱性味苦辛凉，清热解毒脓肿消。

2. 菥蓂

菥蓂，又名苏败酱，为十字花科植物菥冥的干燥地上部分。茎具纵棱线，有互生叶痕，切面髓部疏松或中空。完整叶者呈长圆披针形。果实完整者扁平卵圆形，顶端凹。短角果。本品以菥冥为正品收入江苏地方标准。苏败酱不可作败酱草入药。

败酱草和菥蓂性状鉴别特征比较见表 1–3–3。

表 1–3–3　败酱草和菥蓂性状鉴别特征比较一览表

品名	败酱草	菥蓂
来源	败酱科植物黄花败酱和白花败酱的干燥全草	十字花科植物菥蓂的干燥地上部分
区别	浓郁的败酱气味	茎细，叶多脱落，果实为短角果
功效	清热解毒	

白花蛇舌草

1. 白花蛇舌草

白花蛇舌草为茜草科植物白花蛇舌草的干燥全草。扭缠成团状，灰绿色至灰棕色。有主根一条，须根纤细，淡灰棕色；茎细而卷曲，质脆易折断，中央有白色髓部。叶多破碎，极皱缩，易脱落；有托叶，长 1~2mm。花腋生。气微，味淡。主产福建、广东、广西等地。

2. 白花蛇舌草伪品

（1）水线草（伞房花耳草）　形态与正品相似，但花 2~5 朵集成腋生伞房花序，花梗纤细长达 1cm。

（2）纤花耳草　叶革质，花无柄，1~3 朵生于叶腋，全株干后黑色。

老中药师孙德海将白花蛇舌草性状鉴别特征总结为如下歌谣：

白花蛇舌茜草科，细茎卷曲缠成团。
单叶线形且对生，色泽灰绿或灰棕。

叶腋生花二五朵，伞房花序水线草。

纤花耳草花无柄，干后色黑均假冒。

石斛与铁皮石斛

1. 石斛

石斛为兰科植物金钗石斛、霍山石斛、鼓槌石斛或流苏石斛的栽培品及其同属植物近似种的新鲜或干燥茎。

（1）鲜石斛　呈圆柱形或扁圆柱形，长约30cm，直径0.4~1.2cm。表面黄绿色，光滑或有纵纹，节明显，色较深，节上有膜质叶鞘。肉质多汁，易折断。气微，味微苦而回甜，嚼之有黏性。

（2）金钗石斛　呈扁圆柱形，长20~40cm，直径0.4~0.6cm，节间长2.5~3cm。表面金黄色或黄中带绿色，有深纵沟。质硬而脆，断面较平坦而疏松。气微，味苦。

（3）鼓槌石斛　呈粗纺锤形，中部直径1~3cm，具3~7节。表面光滑，金黄色，有明显凸起的棱。质轻而松脆，断面海绵状。气微，味淡，嚼之有黏性。

（4）流苏石斛　呈长圆柱形，长20~150cm，直径0.4~1.2cm，节明显，节间长2~6cm。表面黄色至暗黄色，有深纵槽。质疏松，断面平坦或呈纤维性。味淡或微苦，嚼之有黏性。

（5）环草石斛　茎细长圆柱形，偶有分枝，常弯曲盘绕成团或捆成把，长11~35cm，中部直径0.5~2mm，节间长0.5~2.5cm。表面金黄色，有光泽，具细纵状，常残留有棕色叶鞘，松抱于茎，易脱落。质柔韧而实，断面平坦，灰白色。鲜品茎绿色。气微，味微苦。

（6）马鞭石斛　茎圆柱形，较直，偶见分枝，长30~120cm，基部直径6~10mm，中部直径5~9mm，上部直径2~4mm，节间长2~5cm。表面黄色至暗黄色，大多具8~9条深纵沟，有纤维状附属物，节上有灰黄色叶鞘残留和灰褐色的气生根。质轻，断面纤维状，灰白色或灰褐色。鲜品嫩茎紫红色，较老茎绿色。气微，味微苦。

（7）黄草石斛　干燥茎长一般在30cm以上，直径3~5mm，圆柱形，略弯曲，表面金黄色而略带绿色，有光泽，具深纵沟纹，节明显，节间长2~3.5cm。横切的厚片断面类圆形，边缘有多数角棱，形成齿轮状，中间散布有类白色小点。气无，味微苦，嚼之略带黏性。以条匀、金黄色、致密者为佳。

2. 铁皮石斛

铁皮石斛为兰科植物铁皮石斛的干燥茎。11 月至翌年 3 月采收，除去杂质，剪去部分须根，边加热边扭成螺旋形或弹簧状，烘干；或切成段，干燥或低温烘干。前者习称“铁皮枫斗”（耳环石斛），后者习称“铁皮石斛”。

（1）铁皮枫斗　本品呈螺旋形或弹簧状，通常为 2~6 个旋纹，茎拉直后长 3.5~8cm，直径 0.2~0.4cm。表面黄绿色或略带金黄色，有细纵皱纹，节明显，节上有时可见残留的灰白色叶鞘；一端可见茎基部留下的短须根。质坚实，易折断，断面平坦，灰白色至灰绿色，略角质状。气微，味淡，嚼之有黏性。

（2）铁皮石斛　本品呈圆柱形的段，长短不等。

3. 石斛伪品

石斛伪品为石仙桃，根状茎上生有假鳞茎，肉质，呈黄棕色，长圆柱形，有纵皱纹，无节，断面平坦，直径约 0.5cm，一端平截，顶端有黑斑，茎呈海绵状，柔软，味淡。

老中药师孙德海将石斛性状鉴别特征总结为如下歌谣：

兰科石斛品种多，金钗石斛鲜石斛，
马鞭石斛大石斛①，黄草环草小石斛②，
铁皮石斛加工品，取名耳环或枫斗。
益胃生津疗阴亏，滋阴清热烦渴求。
假品石斛石仙桃，假鳞茎长圆柱形，
肉质端处黑斑留，请君细察把伪纠。

刘寄奴与阴行草

1. 刘寄奴

刘寄奴为菊科植物奇蒿的干燥全草，俗名“南刘寄奴”。曾有与玄参科阴行草（北刘寄奴）混用的情况，临床需鉴别使用。刘寄奴的性状特征为：茎圆柱形具肋，棕黄色，质硬脆、折断有髓；叶互生，边缘具锯齿；枝梢小花密集成穗状；瘦果圆柱形。气微香，味淡。

① 大石斛，指马鞭石斛在市场上称为大石斛；小石斛，指黄草环草在市场上称为小石斛。

② 歌谣中“黄草”、“环草”、“耳环”后均省去了“石斛”二字。

2. 阴行草

阴行草为玄参科阴行草的干燥全草。本品有两个俗名：一为“铃茵陈”，曾有作茵陈使用的记载；二为“北刘寄奴”，曾有误作刘寄奴使用的情况。阴行草的性状特征为：本品根短而弯曲，稍有分枝。茎圆柱形，表面灰棕色或棕黄色，长 30~80cm，密被锈色短毛，具棱；质脆，易折断，断面黄白色，边缘呈纤维性，中央为白色疏松的髓。叶对生，上部的叶多互生，多已破碎脱落，完整者呈羽状深裂，深绿色。总状花序顶生，花有短梗，带筒状花萼，长约 1.5cm，表面有 10 条隆起的纵棱，顶端 5 裂。棕黄色唇形花冠残留。蒴果长椭圆形，棕黑色，具多数纵纹，质脆易破裂。种子细小，多数，表面皱缩。气微，味淡。

阴行草与茵陈及刘寄奴的药性不同，不可相互替代。鉴于如此，提醒临床上必须加强中药正名使用。

老中药师孙德海将刘寄奴与阴行草性状鉴别特征总结为如下歌谣：

刘寄奴

菊科奇蒿刘寄奴，茎有疏毛亦有棱，
表面棕黄叶互生，叶片卵状形披针，
基部渐狭端渐尖，毛似蛛丝叶二面，
头状花序密成穗，南刘寄奴为俗称。
气微芳香清暑湿，活血通经化瘀胜。

阴行草

玄参科中阴行草，茎叶花果合全草。
全株被有短柔毛，茎略呈方棕紫好。
羽状全裂叶细小，花萼筒状蒴果找。
种子数枚又细小，北刘寄奴阴行草。
此药性寒味儿苦，清热利湿又利尿。

青蒿

1. 青蒿

青蒿为菊科植物黄花蒿的干燥地上部分。茎圆柱形，上部多分枝，长 30~80cm，直径 0.2~0.6cm，表面黄绿色或棕黄色，具纵棱线；质略硬，易折断，断面中部有髓。叶互生，暗绿色或棕绿色，卷缩，易碎，完整者展平后为三回羽状深裂，裂片及小裂片矩圆形或长椭圆形，两面被短毛。气香特异，味微苦。以色绿、叶多、香气浓者为佳。

2. 青蒿伪品

曾发现已有多种与青蒿同属植物如牡蒿等的地上部分误作青蒿用，入库验收前应注意鉴别。

老中药师孙德海将青蒿性状鉴别特征总结为如下歌谣：

菊科植物黄花蒿，花前采收药效好。
全株黄绿特异气，梗枝圆柱纵棱条。
叶片三回全羽裂，裂片两面被短毛。
头状花序未开放，球形如珠一二毫。
清热解暑退虚热，抗疟除蒸建功效。

茵陈

茵陈为菊科植物茵陈蒿或滨蒿的干燥地上部分。春季采收的习称“绵茵陈”，秋季采割的称“花茵陈”。

（1）绵茵陈　多卷曲成团状，灰白色或灰绿色，全体密被白色茸毛，绵软如绒。茎细小，除去表面白色茸毛后可见明显纵纹；质脆，易折断。叶具柄；展平后叶片呈一至三回羽状分裂；小裂片卵形或稍呈倒披针形、条形，先端锐尖。气清香，味微苦。

（2）花茵陈　茎呈圆柱形，多分枝，长 30~100cm，直径 2~8mm；表面淡紫色或紫色，有纵条纹，被短柔毛；体轻，质脆，断面类白色。叶密集，或多脱落；下部叶二至三回羽状深裂，裂片条形或细条形，两面密被白色柔毛；茎生叶一至二回羽状全裂，基部抱茎，裂片细丝状。头状花序卵形，多数集成圆锥状，长 1.2~1.5mm，直径 1~1.2mm，有短梗。瘦果长圆形，黄棕色。气芳香，味微苦。

滨蒿与茵陈蒿形态极相似，唯头状花序较小，直径 1~1.2mm，而茵陈蒿头状花序直径可达 1.5~2mm。

老中药师孙德海将茵陈性状鉴别特征总结为如下歌谣：

三月茵陈四月蒿，言下之意用嫩苗。
与时俱进茵陈蒿，花期采收成分高。
初生叶片羽状裂，苗时茵陈被白毛。
无梗无花绵茵陈，二三回裂呈细毛。
有梗有花茵陈蒿，性寒味苦清香晓。
清热化湿退黄疸，肝胆疾病要药好。

金钱草、连钱草与广金钱草

1. 金钱草

金钱草为报春花科植物过路黄干燥全草，又名神仙对坐草。商品药材干燥，卷曲皱缩，为匍匐茎，呈细长圆柱形，表面黄绿色或略带红紫色，茎断面实心。叶对生，完整叶全缘，心形或卵圆形，对光透视可见黑色条纹（腺体），细察叶腋还可见长梗的花或果。质脆易碎。气微，味淡。本品甘、苦，微寒。具有清热利湿排石，利胆退黄，解毒消肿的功效。

2. 连钱草

连钱草为唇形科植物活血丹（连钱草）的干燥全草。其特点是茎断面呈四方形，中空，叶对生，但叶展平后呈肾形，叶缘有圆锯齿，唇形花冠。搓之有芳香气，味微苦。具有清热解毒，散瘀消肿，利尿排石的功效。

3. 广金钱草

广金钱草为豆科植物广金钱草的干燥茎叶。茎呈圆柱形，密被短柔毛，复叶互生，小叶 1~3 片，矩圆形，叶脉羽状。临床主要用于化石通淋。

市场上发现的金钱草伪品如下：

（1）聚花过路黄　本品为报春花科植物聚花过路黄的干燥全草。四川习称风寒草。茎切断面中空，木质部类方形，叶片卵形，基部楔形，叶主侧脉明显。茎叶均被白色毛茸（非腺毛），花聚茎顶数朵集生或密集状。民间用于祛风清热，止咳化痰，解毒消积。

（2）疏节金钱草　茎节间距长而疏，叶表有红色腺点。

（3）点腺金钱草　与疏节金钱草形状相似，但茎多分叉。

老中药师孙德海将金钱草、连钱草、广金钱草与金钱草伪品性状鉴别特征总结为如下歌谣：

金钱草

报春花科过路黄，匍匐茎细长又圆。
断面实心叶对生，黑纹心形是全缘。
花黄梗长叶腋出，清热利湿消石优。

连钱草

区别连钱看方茎，肾形圆齿花唇形，
搓之芳香茎中空，清热解毒散瘀肿。

广金钱草

另有圆茎复叶生，小叶矩圆脉羽状。
遍体茸毛堪特点，化湿通淋广金钱。

金钱草伪品

假品聚花过路黄，断面中空木类方，
叶片卵形基楔形，非腺毛茸易见常。
花聚茎顶常数朵，叶脉主侧均明朗，
疏节金钱节疏长，叶表红色腺点藏。
点腺金钱多分枝，请君细审再配方。

地丁（紫花地丁、苦地丁、甜地丁、广地丁、黄花地丁）

1. 紫花地丁

紫花地丁为堇菜科植物紫花地丁的干燥全草。叶基生，具长柄，上部有明显的狭翅；叶片纸质，狭披针形至卵状披针形，顶端钝或圆，基部微心形，明显下延，边缘有浅圆齿，两面被疏柔毛；托叶膜质，分离部分钻状三角形，有缘毛。花瓣5，倒卵椭圆形，下方一片大，基部有细管状的距；蒴果椭圆形，长约8mm，三瓣裂，果壳呈稻壳状。

2. 苦地丁

苦地丁为罂粟科植物紫堇的干燥全草。叶具长柄，叶片呈二回三出羽状深裂，裂片纤细，花生于叶腋，数朵，呈总状花序，蒴果，二瓣裂。

3. 甜地丁

甜地丁为豆科植物米口袋的干燥全草。叶基生，奇数羽状复叶，全缘，小叶呈椭圆形，长卵形。花萼钟状，蝶形花冠。荚果，呈圆筒状，无纵隔，二瓣裂。

4. 广地丁

广地丁为龙胆科植物华南龙胆的干燥全草。叶对生，无柄，椭圆形，倒卵形披针形，先端尖锐，叶基常裂成鞘状，具小睫毛，花萼筒状，先端五裂，花冠漏斗状，蒴果倒卵形。

5. 黄花地丁（蒲公英）

黄花地丁为菊科植物蒲公英的干燥全草。叶基生，倒披针形，浅裂或羽状裂，花葶一到数条，头状花序，顶生，花冠黄色。瘦果，具白色羽毛。民间俗称黄花地丁，《中国药典》称蒲公英，为呼应故放此处述说。

老中药师孙德海将地丁（紫花地丁、苦地丁、甜地丁、广地丁、黄花地丁）性状鉴别特征总结为如下歌谣：

五种地丁请君分，药典已载莫乱用。
来源五科五个种，冠词加上正名用。
处方正名成规范，审方配方责任重。

伸筋草

1. 伸筋草

伸筋草为石松科植物石松的干燥全草。药材呈弯曲细长，直径1~3mm，表面黄绿色，可见须根。多分枝，密生黄绿色细小鳞叶，叶呈钻状线性，叶端渐尖呈芒状尾。孢子叶呈卵状三角形，先端急尖，具尾尖。叶长附生孢子囊，呈肾形，集成孢子囊穗，囊穗长2~5cm。质柔软，不易折断。无臭，味淡。本品药性苦温，具有祛风除湿，舒筋活络的功效。

2. 混淆品

为同科植物垂穗石松的全草，与伸筋草外形有些相似，在浙、赣、川和二广地区作伸筋草用，功效虽也相似，但仍需区别使用。二者区分见表1-3-4。

表1-3-4　伸筋草与垂穗石松的性状区别

品名	伸筋草	垂穗石松
茎	匍匐蔓生，着地生根，较矮（15~30cm），侧枝呈二歧分枝	茎高达30~50cm
叶	钻状线性，具芒状长尾（2~5mm）	条状钻形，较短（2~3mm）
孢子叶	卵状三角形，先端急尖，具尖尾	叶稀疏，侧枝叶密生
孢子囊穗	较长（2~5cm），穗多（2~5个），柄长，顶生，向上	穗短（0.8~2cm），单生，无柄，垂穗

老中药师孙德海将伸筋草性状鉴别特征总结为如下歌谣：

匍匐蔓生伸筋草，植物属科名石松。
二歧分枝营养茎，钻状线性叶密生。
叶端渐尖芒状尾，卵状三角孢子叶，
先端急尖具尖尾，附生肾形孢子囊。
孢子名曰石松子，祛风除湿通筋络。
垂穗石松形相似，茎叶囊穗相区分。

大蓟

1. 大蓟

大蓟为菊科植物蓟的干燥地上部分。药性甘、苦，凉。具有凉血止血，解毒消肿的功效。茎呈圆柱形，显绿褐色，具纵棱线。质略硬而脆。断面灰白色，髓疏松或中空。叶皱缩，显绿褐色，边缘具不等长针刺。茎叶均被灰白色蛛丝状毛。头状花序球形，花冠常脱落，露出灰白色的羽状冠毛。气微，味淡。

2. 飞廉

飞廉为菊科植物飞廉的全草。本品与大蓟性状相似，主要区别点为其茎上有叶状翅，且翅上生有齿刺，而大蓟无此特征，故在使用大蓟时需注意鉴别。

老中药师孙德海将大蓟性状鉴别特征总结为如下歌谣：

菊科植物蓟，茎叶花果齐。
识别看茎叶，身披白毛衣，
绿褐圆柱茎，丝毛纵棱依。
叶片羽深裂，缘有浅锯齿，
齿端长针刺，头状花序齐。
飞廉冒大蓟，茎有叶状翅。

紫苏叶、紫苏梗与紫苏子

1. 紫苏叶

紫苏叶为唇形科植物紫苏的干燥叶（或带嫩枝）。其叶紫色或上绿下紫，柄长叶皱，完整叶为卵圆形，叶缘有锯齿，叶端尖，两面有疏毛或细腺点。有带嫩枝者，枝的性状同紫苏梗，唯较细，直径2~5mm。同种植物白苏叶性状与其相似，唯叶呈绿色（黄绿色），毛多密，无紫色，香气欠，古今都不作紫苏叶用，使用时需加以鉴别。

2. 紫苏梗

紫苏梗为唇形科植物紫苏的干燥茎（俗称梗）。其茎呈方柱形，具四棱钝圆，显紫棕色，直径0.5~1.5cm，节部稍膨大，有对生小枝痕或叶痕。质坚硬，折断面裂片状。切片厚2~5mm，长呈斜长方形，皮部易剥落，木部黄白色，占大部分，有细密的放射状纹理，髓部白色疏松或与脱落呈空洞状。气香，味淡。同种植物白苏，其茎与紫苏茎极相似，唯其茎显黄绿色，多毛，无紫色，香气不如紫苏，认为质差，不作紫苏梗入药，使用时需加以鉴别。

3. 紫苏子

紫苏子为唇形科植物紫苏的干燥果实（小坚果）。果实呈类球形或倒卵形，直径不足2mm，表面显灰棕色，一端渐细，放大镜下网状纹理隆起，呈暗紫红色。皮薄易碎，种子白色，有香气，味微辛。同种植物白苏的果实称白苏子，又名玉苏子，性状与紫苏子相似，唯果实较大，直径超过2mm（2.5~3.5mm），表面灰白色，富油性，市场上有伪充作紫苏子使用，使用时需加以鉴别。

老中药师孙德海将紫苏叶、紫苏梗、紫苏子性状鉴别特征总结为如下歌谣：

紫苏叶

药材苏叶紫苏叶，柄长叶皱紫色显。
叶缘锯齿叶端尖，两面疏毛细腺点。
气香性温善解表，行气和胃也宽中。
古今不用白苏叶，无紫毛密香气欠。

紫苏梗

药材苏梗紫苏梗，紫棕方柱棱圆钝。
髓大中空或白色，节部膨大对叶痕。
辛甘微温归肺胃，芳香理气宽中神。

紫苏子

紫苏果实紫苏子，直径不足二毫米，
倒卵灰棕端渐细，网纹隆起色暗紫。
皮薄易碎蹓香气，降气消痰疗便秘。

白苏子

白苏果实白苏子，表面灰白色如玉。
俗名称之玉苏子，果大超过二毫米。
香气欠于紫苏子，润肺宽肠兼下气。

第四节　花类中药经验鉴别

西红花

1. 西红花

西红花为鸢尾科植物番红花的干燥柱头。商品又名番红花、藏红花。本品由多数柱头集合成松散的团体。完整单个柱头呈弯曲的细丝状，暗红棕色，带有黄棕色部分，三分叉（枝）。湿润展平后长2.5~3cm，基部渐宽（约1.5mm），内卷呈筒状（扁平），顶端边缘呈不整齐的锯齿状。内侧有一短裂隙，下部渐细。体轻质松，无光泽，入水后膨胀，水液被染成黄色。本品药性甘平，具有活血化瘀，凉血解毒，解郁安神的功效。

2. 西红花伪品

本品因价格昂贵，长期以来发现多种掺伪甚至完全造假的伪品。用其他植物花丝、花冠狭条，纸浆条片染色伪充后掺入，此类掺杂物显微镜下即可识别；用合成染料染制的加工品或其他色素，其水溶液均不能达到正品的黄色溶液；掺入淀粉、糊精增重，可用碘试液检查；掺入可溶性矿物质如食盐、明矾等，可用理化试验、灰分检查法检查。

老中药师孙德海将西红花性状鉴别特征总结为如下歌谣：

属科鸢尾藏红花，柱头紫红三分叉。
弯曲如线暗红色，展平基窄上宽大。
叉端不整细齿状，细察长管喇叭样。
体质轻松无光泽，入水膨胀水染黄。
活血化瘀又安神，掺伪有假细端详。

红花与白平子

1. 红花

红花为菊科植物红花的干燥花。长约1.5cm，花冠红黄色至红色，花冠筒部细长，上部五裂，裂片狭线性，雄蕊5枚，花药黄色聚合成筒状，柱头通过药筒而外露。顶端微有分叉。质柔润，手握软如茸毛。微有香气，味微苦。花浸于水中，水染成金黄色。本品辛温，具有活血祛瘀，通经止痛的功效。

2. 白平子

白平子为菊科植物红花的干燥果实，又名红花子。本品为瘦果，白色倒卵形，有四条棱脊。果皮质硬，易与种子分离，种子皮菲薄，内有子叶二枚，黄白色，富油性。白平子具有活血祛瘀，解毒止痛的功效，可用于痘疮不出，产后风，烦渴等。

老中药师孙德海将红花与白平子性状鉴别特征总结为如下歌谣：

红花

花冠红黄筒细长，上部五裂成线状。
雄蕊五枚花药黄，柱头伸出药筒上。
细察柱头显分叉，入水水染色金黄。
微苦柔软气清香，活血通经瘀痛散。

白平子

红花瘦果白平子，色白倒卵四棱形。
子叶二片色黄白，果皮质硬子皮薄。
富含抗氧植物油，活血祛瘀解疮毒。

金银花与山银花

1. 金银花

金银花为忍冬科植物忍冬的干燥花蕾或带初开的花，别名双花、银花、二宝花、忍冬花。自古以来是一味常用的中药材。现将金银花的性状鉴别特征分述如下：本品为棒状花蕾或花，上粗下细，稍弯曲，外表淡黄色或绿白色。密生短柔毛及腺毛，下部花萼细小，黄绿色，先端五裂。花冠筒状，上部稍开裂呈二唇状，有清香气，味微苦。以蕾多，色淡，质柔软，气清香者为优。劣质金银花多系用蜜水、泥灰、细砂等杂质拌和增重，用水漂浮法即能鉴别。

市场上发现金银花的伪品如下：

（1）盘叶忍冬　为忍冬科植物盘叶忍冬的干燥花蕾或带初开的花。性状鉴别特征：表面黄色或棕黄色，无毛。萼筒壶形，无毛，萼齿三角形，无毛。

（2）短柄忍冬　为忍冬科植物短柄忍冬的干燥花蕾。性状鉴别要点：表面黄色或黄棕色，双棒状。萼筒椭圆形，有毛，萼齿三角形，密被毛。

2. 山银花

山银花为忍冬科灰毡毛忍冬、红腺忍冬、华南忍冬或黄褐毛忍冬的干燥花蕾或带初开的花。性状鉴别要点：表面灰棕色或红棕色，密被倒生糙毛及腺毛。萼筒椭圆形，有毛，萼齿三角状披针形，有毛。

（1）灰毡毛忍冬　表面黄色或黄绿色，疏生黏毛。萼筒椭圆形，无毛，萼齿三角形，疏生毛。

（2）红腺忍冬　表面黄棕色或棕色，近无毛或疏生伏毛。萼筒椭圆形，无毛，萼齿披针形，有缘毛。

（3）华南忍冬　萼筒和花冠密被灰白色毛。

（4）黄褐毛忍冬　花冠表面淡黄棕色或黄棕色，密被黄色茸毛。

3. 忍冬藤

忍冬藤为忍冬科忍冬属植物忍冬及同属植物干燥带叶藤茎，又名银花藤。本品呈长圆柱形，多分枝，常缠绕成束，直径1.5~6mm。表面棕红色至暗棕色，有的灰绿色，光滑或被茸毛；外皮易剥落。枝上多节，节间较长，有残叶和叶痕。质脆，易折断，断面黄白色，中空。气微，老枝味微苦，嫩枝味淡。

老中药师孙德海将金银花与忍冬藤性状鉴别特征总结为如下歌谣：

金银花

金银花蕾鼓槌状，表面棕黄或浅黄。
花萼细小端五裂，花冠筒形二唇样。
蕾多质柔气清香，清热解毒甘寒凉。

忍冬藤

银花藤是忍冬藤，藤茎圆柱节节存。
老茎红棕皮易落，新枝绿色短毛生。
质硬易折中心空，老枝味苦嫩枝淡。

代代花

代代花为芸香科植物代代花的干燥花蕾。花蕾长卵形，有花梗，花顶部稍膨大，花长1~2cm，花萼基部联合、先端5裂，花瓣呈覆瓦状抱合5瓣，萼片和花瓣上均可见棕色小油点，花丝基部联合成束。花蕾黄白色，体轻质脆，气香，味微苦。

老中药师孙德海将代代花性状鉴别特征总结为如下歌谣：

代代花自芸香科，花蕾入药形长卵。
萼瓣均有露油点，基部有梗顶稍膨。
黄白体轻香气浓，理气开胃又宽胸。

月季花与玫瑰花

1. 月季花

月季花为蔷薇科植物月季的干燥花。呈类球形，直径1.5~2.5cm。花托长圆形壶状，萼片5，暗绿色，先端尾尖；花瓣呈覆瓦状排列，有的散落，长圆形，紫红色或淡紫红色；雄蕊多数，黄色。体轻，质脆。气清香，味淡、微苦。

2. 玫瑰花

玫瑰花为蔷薇科植物玫瑰的干燥花蕾。略呈半球形或不规则团状，直径0.7~1.5cm。残留花梗上被细柔毛，花托半球形，与花萼基部合生；萼片5，披针形，黄绿色或棕绿色，被有细柔毛；花瓣多皱缩，展平后宽卵形，呈覆瓦状排列，紫红色，有的黄棕色；雄蕊多数，黄褐色；花柱多数，柱头在花托口集成头状，略突出，短于雄蕊。体轻，质脆。气芳香浓郁，味微苦涩。

老中药师孙德海将月季花与玫瑰花性状鉴别特征总结为如下歌谣：

月季花

月季花红类球形，花托长壶萼片五。
花瓣排列覆瓦状，质脆清香味淡苦。
月季活血又调经，玫瑰月季莫混糊。

玫瑰花

玫瑰特有浓香气，花型半球好区别。
萼片形态有特点，渐尖月季尾尖玫[①]。
甘温微苦归肝脾，行气解郁又和血。

夏枯草

夏枯草为唇形科植物夏枯草的干燥果穗。夏枯草全穗由数轮至十数轮宿萼与苞片组成，每轮有对生苞片2片，呈扇形，先端尖尾状，脉纹明显，外表面有白毛。每一苞片内有花3朵，花冠多已脱落，宿萼二唇形，内有小坚果4枚，卵圆形，棕色，尖端有白色突起。性味辛、苦，寒。归肝、胆经。具有清肝泻火、明目、散结消肿的功效，用于目赤肿痛，目珠夜痛，头痛眩晕，瘰疬，瘿瘤，乳痈，乳癖，乳房胀痛。劣质夏枯草因受潮霉变而发黑，应予除去，不可药用。

老中药师孙德海将夏枯草性状鉴别特征总结为如下歌谣：

---

① 渐尖月季尾尖玫，指月季花的萼片先端尾尖；玫瑰花萼片呈披针形。

轮伞花序形穗状，表面红棕轻圆棒。
内藏坚果摇作响，性寒味苦血压降。
散结消肿清肝火，黑色果穗质量降。

辛夷

1. 辛夷

辛夷为木兰科植物望春花、玉兰或武当玉兰的干燥花蕾，武当玉兰又称湖北玉兰。本品形似毛笔头，长 2~3.8cm，直径 1~1.8mm，犹如书法大毫。层层解剖，外有苞片 2~3 层，每层一片，苞片间有鳞芽，苞片表面密被白色或淡黄色有光泽的长茸毛，内表面无毛，棕紫色。苞片去后萼片近线形（玉兰、武当玉兰与花瓣相近）3 片，向内有花瓣 6 片，分二轮排列。再向内可见多数棕色或黄绿色雌雄二蕊（雌蕊多数为心皮分离）。质轻脆。气香，味辛而稍苦。

2. 辛夷伪品

（1）木兰花　为木兰科植物木兰的干燥花蕾。其主要区别为：花蕾较望春花短小，长 1~3cm，直径 1~1.5cm，苞片 1~2 枚，外密被黄白色有光泽的短茸毛。萼片披针形，花瓣较萼片大二倍多。有特异清香气。

（2）厚朴花　为木兰科植物厚朴的干燥花蕾。花蕾较大，长 4~7cm，直径 1.5~2.5cm。表面红棕色，花梗密被灰棕黄色茸毛。

老中药师孙德海将辛夷性状鉴别特征总结为如下歌谣：

望春二兰木兰科[①]，花蕾形似毛笔头。
苞片三层共三片，白色光泽茸毛多，
萼片三枚近线形[②]，花瓣六片分二轮，
雌雄二蕊数多数，气香味辛而稍苦。
药性辛温归肺胃，疏散风寒鼻通优。

松花粉与蒲黄

1. 松花粉

松花粉为松科植物马尾松、油松或同属数种植物的干燥花粉。本品为淡黄

① 二兰指玉兰和武当玉兰。

② 萼片近线形，指植物望春花的萼片，仅为花瓣的 1/4，而玉兰花和武当玉兰的萼片与花瓣无明显区别。

色的细粉。质轻，易流动，手捻有滑润感。入水不沉。气微，味淡。在显微镜下花粉粒椭圆形，一侧稍扁，长48~60μm，宽24~53μm。表面光滑，具细网纹，两侧各有一翼状膨大的气囊，气囊壁具明显均匀的多角形网状纹理。本品药性甘温，具有燥湿，收敛的功效。

2. 蒲黄

蒲黄为香蒲科植物水烛香蒲、东方香蒲或同属植物的干燥花粉。夏季采收蒲棒上部的黄色雄花序。肉眼看性状与松花粉相似，但显微镜下差异较大，本品花粉粒单生，类球形，直径24~30μm，表面有似网状雕纹，单萌发孔不甚明显。

老中药师孙德海将松花粉与蒲黄性状鉴别特征总结为如下歌谣：

松花粉

松科油松马尾松，花粉极细易流动，
鲜黄润滑质轻松，一对气囊二侧同。
翼状膨大似瘤肿，燥湿收敛爽身用。

蒲黄

水浊花粉名蒲黄，鲜黄细粉易飞扬。
质地轻松且润滑，镜下花粉类球样。
网状雕纹形如画，活血止血派用场。
商品也有草蒲黄①，花丝花粉全混上，
质次效逊劣蒲黄，请君明察细衡量。

第五节　果实种子类中药经验鉴别

蔓荆子

蔓荆子为马鞭草科植物单叶蔓荆或蔓荆的干燥成熟果实。蔓荆子性状特征：果实球形，表面棕褐色或黑褐色，被灰白色粉霜状绒毛，有4条纵浅沟，顶端微凹，有花柱痕，下部有宿萼及短果柄、宿萼包被果实的1/3至2/3，先端5齿裂，常在一侧裂为两瓣，密被茸毛，体轻，质坚韧不易破碎。横断面果

① 草蒲黄：为蒲黄花粉、花丝及花药的混合物。花丝显黄棕色，不光滑。外形与蒲黄较为明显，花丝、花药较大。对药材蒲黄而言，花丝、花药均为杂质，可用过筛方法除去。

皮灰黄色，有棕褐色圆点排列成环。4 室，每室种子 1 枚，种仁黄白色，富油性。气芳香特异，味淡微辛、略苦。

老中药师孙德海将蔓荆子性状鉴别特征概括总结为：蔓荆子黑褐色，圆球形如滚珠，多数底部有灰白色宿萼包住大半个果实，习称“各半圆如珠”。

车前子

车前子为车前科植物车前或平车前的干燥成熟种子。车前子性状特征：本品呈椭圆形、不规则长圆形或三角状长圆形，略扁，长约 2mm，宽约 1mm。表面黄棕色至黑褐色，有细皱纹，一面有灰白色凹点状种脐。质硬。气微，味淡。

老中药师孙德海认为，车前子的正品中部有一白色凹下的小点，是车前子的种脐部位，形如一只眼睛睁开状，故习称为“开眼”。荆芥种子、葶苈子，颜色、大小与车前子相似，只是白色脐点（开眼）在一端而不在中间位置。

姜科果实种子类药材

1. 砂仁

砂仁为姜科植物阳春砂、绿壳砂或海南砂的干燥成熟果实，别名阳春砂、海南砂、缩砂仁、壳砂仁、进口砂，是中医常用的一味芳香性中药材，也是一味芳香性健胃辛香调味食品。现将砂仁性状鉴别主要特征列表 1–5–1：

表 1–5–1　阳春砂、海南砂与缩砂仁的鉴别要点

中药名	植物名称	外观特征	种子团特征	性味特征
阳春砂、绿壳砂	阳春砂、绿壳砂	椭圆形或卵圆形，有不明显的三棱，长 1.5~2cm。表面棕褐色，密生刺状突起，果皮薄而软	种子团较大，分 3 瓣，每瓣有种子 5~26 粒，直径 2~3mm	气芳香而浓烈，味辛凉、微苦
海南砂	海南砂	长椭圆形或卵圆形，有明显的三棱，表面被片状分枝的软刺，果皮厚而硬	种子团较小，每瓣有种子 3~24 粒，种子直径 1.5~2mm	气味稍淡
	阳春砂或缩砂仁	果刺呈片状，果实较阳春砂略小	种子团略圆，表面灰棕色至棕色，外被一层白霜，不易擦落	气味略淡

市场上发现的砂仁伪品如下：

（1）红壳砂仁　果实呈类球形，毛刺疏生较大，果皮硬，不易撕裂，种子多干瘪，放大镜下呈网状纹理。

（2）印度砂仁　果实无毛状刺，有棱，果皮硬，不易撕裂，种子多达

70~90 粒。

其余的伪品均无毛刺，光滑，种皮在放大镜下呈条状纹、云状纹、交错纹。

老中药师孙德海将砂仁性状鉴别特征总结为如下歌谣：

砂仁姜科果椭圆，刺状突起三钝棱。
内藏三室种子团，似有纵隔三瓣分。
种子粒粒多面体，波状纹理遍全身。
果皮深棕子红棕，种仁黄白浓香生。
行气安胎止呕功，健脾消胀又止疼。
假冒砂仁数多种，请君明辨要细审。

2. 豆蔻

豆蔻为姜科植物白豆蔻或爪哇白豆蔻的干燥成熟果实，别名白豆蔻。目前药用豆蔻有两种，按产地分为原豆蔻和印尼白豆蔻。白豆蔻是中医常用的一味芳香性中药材，也是一味芳香性健胃辛香调味食品。现将白豆蔻性状鉴别的主要特征分述如下：

（1）原豆蔻　果实近球形，白色或淡黄棕色，显钝三棱，具多条纵棱线及沟槽，果皮木质、易碎。种子团三瓣，每瓣种子 7~10 粒，纵向排列 2~3 行，易散碎。种子不规则多面体，背面略隆起，表面淡棕色，外被膜质假种皮。剖面白色，油性，芳香，辛凉。似樟脑气味。具有芳香化湿，健胃止呕的功效。

（2）印尼白豆蔻　个略小，表面黄白色，有的微显紫棕色，果皮较薄，种子瘪，气味较弱。

市场上发现的豆蔻伪品如下：

（1）印度及斯里兰卡的小豆蔻　呈长卵形，两端尖，具三钝棱，长 1~1.5cm，宽约 1cm，表面乳白色或淡黄色，有细密的纵纹。种子团 3 瓣，每瓣 5~9 粒，每粒种子长卵形或 3~4 面形，表面淡橙色至暗红棕色，断面白色。种子小而多干瘪，气香而浊。

（2）广西桂白蔻　又称“土豆蔻”，桂白蔻与白豆蔻相似，但表面土黄色至淡棕色，种子褐色，味辣而苦，有类似草果的不愉快香气。

老中药师孙德海将豆蔻性状鉴别特征总结为如下歌谣：

姜科果实白豆蔻，蒴果白色似圆球。
三条钝棱三深沟，内藏三瓣种子球。
每瓣种子近十粒，油性易散形状多。
味辛芳香樟脑气，化湿健胃又止呕。

3. 红豆蔻

红豆蔻为姜科植物大高良姜的干燥成熟果实，别名红豆叩、高良姜子。红豆蔻的性状鉴别特征：果实小，呈圆柱细腰鼓状，两头大，中间小，表面淡红色或红棕色，果皮薄，易碎。种子3~6枚，呈扁圆四边形或三角状多面形，表面黑棕色或红棕色，微有光泽，外附一层白色薄膜，胚乳灰白色，被黄白色假种皮。气香、味辛辣。具有燥湿散寒，醒脾消食的功效。

4. 草豆蔻

草豆蔻为姜科植物草豆蔻的干燥近成熟种子，别名蔻仁、草蔻、漏蔻，是中医常用的一味芳香性药材。草豆蔻的性状鉴别特征：种子团呈扁球形，可分成三瓣，略呈三棱，表面灰黄褐色，每瓣种子20~100粒，密集成团，光滑不易散。种子卵圆状多面体，长3~5mm，直径约3mm，外被淡棕色膜质假种皮，背面有种脊，呈一条槽状纵沟。一端有种脐，质硬。剖面灰白色（胚乳），气香，味辛辣。具有燥湿健脾，温胃止呕的功效。

5. 草果

草果为姜科植物草果的干燥成熟果实，别名草果仁、草果子，是中医常用的一味芳香性药材。草果的性状鉴别特征：果实椭圆形，有三钝棱，表面灰棕色、红棕色，有纵沟和纵棱线，果皮可纵撕裂，果实（子房）三室，每室有种子8~11粒，种子粒大5~7mm，呈圆锥状多面体，表面棕褐色，偶附有淡黄色薄膜状假种皮，种脊为1条纵沟，尖端有凹陷的种脐，质硬，种子易破碎，具特异香味。具有燥湿温中，除痰疟的功效。

6. 益智仁

益智仁为姜科植物益智的干燥成熟果实，别名益智子、摘芋子，是中医常用的一味芳香性的中药材。益智仁的性状鉴别特征：果实纺锤形，两端稍尖，棕色、灰棕色，纵条纹断续成棱线，果皮薄与种子紧贴。种子团分三瓣。每瓣种子6~11粒，2~3行纵面排列。种子呈扁圆形，不规则多面体。显钝棱，直径3mm，表面灰褐色或灰黄色。被棕黄色假种皮，剖面白色，粉性，气芳香刺鼻，味辛微苦。具有温脾止泻，摄唾，暖肾固精，缩尿功效。

7. 易混淆的非姜科药材

（1）肉豆蔻

肉豆蔻为肉豆蔻科植物肉豆蔻的干燥种仁，别名肉果、玉果、肉蔻、肉叩、迦枸勒、煨玉果、煨肉蔻。中药肉豆蔻善治腹泻的症状，是很多医生习用的一味中药材。肉豆蔻性状鉴别特征：肉豆蔻种仁呈卵椭圆形，仁大，约2cm×3cm，灰黄色，表面有网状沟纹（种脊位置），质坚实，纵剖面可见由外向内伸入的一层棕色的外胚乳和内胚乳交错，形成类似槟榔纹。气芳香强烈，味辛辣而微苦。肉豆蔻中含有多种挥发油，油中含有大量的肉豆蔻酸。用量不宜过大，过量可引起中毒。

市场上发现的砂仁伪品如下：

狭长肉豆蔻　本品为肉豆蔻科植物狭长肉豆蔻的种仁。产于印尼西尼里安。本品表面棕色，狭长，香气弱，味辣，质差，不可药用。

老中药师孙德海将肉豆蔻性状鉴别特征总结为如下歌谣：

肉豆蔻用种子仁，表面灰黄卵椭圆。
一侧纵沟种脊存，端处种脐凸又圆。
狭端凹陷合点寻，网状沟纹遍全身。
质坚断面槟榔纹，味辛微苦浓香存。
煨制去油解毒性，温中行气涩肠能。

（2）玉果花

玉果花为肉豆蔻植物肉豆蔻的果实（浆果）的内果皮，习称肉豆蔻衣，由于药用的是种仁，故又称假种皮（种子除去木质硬壳状的种皮才能得到种仁）。本品呈橙红色网状半透明，通常折后、折合压扁呈分枝状，质脆易碎，气芳香，功效与肉豆蔻相似。

老中药师孙德海将肉豆蔻性状鉴别特征总结为如下歌谣：

肉豆蔻衣玉果花，橙红网状半透亮。
折合压扁分枝状，质脆易碎气芳香。

（3）槟榔

槟榔为棕榈科植物槟榔的干燥成熟种子，别名大腹子、花槟榔、海南子，是中医常用的一味中药材。槟榔性状鉴别特征：种子扁圆锥体，子大，基部为种脐疤痕，内有珠孔，剖面呈棕白相间的大理石样花纹，周边淡黄棕色或淡红棕色，质坚脆，易碎。气微，味涩微苦。槟榔具有杀虫消积，降气行水，劫疟的功效。

（4）大腹皮

大腹皮为棕榈科植物槟榔的干燥成熟果皮，别名腹皮、槟榔皮、大腹毛、茯毛，具有下气宽中，行气消肿的功效，是中医常用的一味中药材。大腹皮性状鉴别特征：整个果皮为椭圆形或长卵形瓢状。外果皮深棕色至近黑色，具不规则的纵皱纹及隆起的横纹，顶端有花柱残痕，基部有果梗的残存萼片。内果皮凹陷，棕色或深棕色，光滑呈硬壳状。体轻，质硬，纵向撕裂后可见中果皮纤维，纤维质多加工成绒状。气微，味微涩。

老中药师孙德海总结了一组姜科植物的果实种子的药材快速识别法，现列表 1-5-2。

表 1-5-2　砂仁、豆蔻及相关联品种的识别要点

品名	药用部位	识别要点
砂仁	成熟果实	果实呈卵圆形，略呈三钝菱，深棕色，密生短钝软刺及网状突起纹理，果皮易纵面撕裂，内表面显浅棕色，纵条纹明显。内有种子团，可分为三瓣。商品为壳砂仁
	种子团	圆形，长圆形，每瓣有种子 6~15 粒，互粘细成团，纵列 2~4 行。种子粒呈多面体，黑褐色，放大镜下呈波状纹。商品称砂仁
	果皮	果壳入药称砂仁壳。特征见果实
白豆蔻	干燥果实	果实近球形，白色或淡黄棕色，显钝三棱，具多条纵棱线及沟槽，果皮木质、易裂。种子团三瓣，每瓣种子 7~10 粒，纵排 2~3 行，易散碎。种子多面体，淡棕色，被膜质假种皮。剖面白色，油性，芳香，辛凉
红豆蔻	成熟果实	果实圆柱细腰鼓状，淡红色，果皮薄，易碎。种子 3~6 枚，被黄白色假种皮，种皮棕黑光泽。气香、味辛辣（原植物为大高良姜）
草豆蔻	成熟种子团	种子团呈扁球形，可分成三瓣，略呈三菱，表面灰黄褐色，每瓣种子 22~100 粒，密集成团，光滑不易散。种子卵圆状多面体，背面有种脊呈一条槽状纵沟。剖面灰白色（胚乳），气香、味辛辣
草果	成熟果实	果实椭圆，有三钝菱，表面灰棕、红棕色，有纵沟和纵棱线，果皮可纵撕裂。果实（子房）三室，每室有种子 8~11 粒，种子粒大 5~7mm，多面体，红棕色。种子破碎后具特异臭味
益智	成熟果实	果实纺锤形，两端稍尖，棕色、灰棕色，纵条纹断续成棱线，果皮薄与种子紧贴。种子团分三瓣。每瓣种子 6~11 粒，2~3 行纵面排列。种子呈扁圆形，不规则多面体。略显钝菱，棕色。被棕黄色假种皮，剖面为白色，粉性，气芳香刺鼻，味辛微苦
肉豆蔻 玉果花	成熟种仁（浆果肉质，卵形，熟时开裂）	种仁呈卵椭圆形，仁大，约 2cm × 3cm，灰黄色，表面有网状沟纹，一侧有纵沟纹（种脊位置），质坚实，纵剖面可见由外向内伸入的一层棕色的外胚乳。内胚乳交错，形成类似槟榔纹。气芳香，味辛辣而微苦，有小毒，不可多食
槟榔	成熟种子	种子扁圆锥体，子大，基部为种脐疤痕，内有珠孔，剖面有大理石花纹
大腹皮	果皮	果皮（称大腹皮）外果皮橙红色、薄，而中果皮厚，纤维质多加工成绒状
枣儿槟	幼果	枣儿槟（未育果、幼果）果皮肉侧纹理同槟榔，种子形同枣，质硬，摇之作响

苦杏仁与桃仁

现将苦杏仁与桃仁的药材饮片区别要点列表1–5–3。

表1–5–3 苦杏仁与桃仁区别一览表

品名	苦杏仁	桃仁
来源	蔷薇科植物山杏（野生）、东北杏、西伯利亚杏或杏干燥成熟种子	蔷薇科植物桃或山桃的干燥成熟种子
性状	心脏形，长略大于宽（长1~1.6cm，宽0.7~1.3cm），顶端略尖，基部圆钝，左右不对称，种皮暗棕色，由基部向上分散脉纹，去皮后子叶二枚，呈白色，油性，无臭，味苦	长卵形，扁平（较狭杏仁）（长1.2~1.8cm，宽0.8~1.2cm），顶端尖，基部钝圆而偏斜，种皮薄易去，具条形脉纹，种仁子叶二枚。气微、味微苦
功效	性温，味苦。止咳、平喘、润肠	性平，味苦。活血化瘀，润燥滑肠

注： 1. 杏仁有苦甜之分，在中医处方中有写苦杏仁、杏仁、甜杏仁的。付方配药，写苦杏仁、杏仁均付苦杏仁。写甜杏仁付甜杏仁。

2. 郁李仁药材除大小外，与桃仁相似，注意区别。

陈皮（附：青皮、橘红、橘络、橘核）

1. 陈皮

陈皮为芸香科植物橘及其栽培变种的干燥成熟果皮。药材分为“陈皮”和“广陈皮”。现将药材性状鉴别特征分述如下：

（1）陈皮　常剥成数瓣，有的为不规则片装，厚为1~4mm。外表面橙红色或红棕色，有细皱纹和凹的点状油室，内表面粗糙，浅黄白色，附着筋络状维管束。气香，味辛苦。

（2）广陈皮　常3瓣相连，形状整齐，厚度均匀。皮较薄，约1mm，点状油室大，质地柔软。

2. 青皮

青皮为芸香科植物橘及其栽培变种的干燥幼果或未成熟果实的果皮，前者习称“个青皮”，后者习称“四花青皮”。现将药材性状鉴别特征分述如下：

（1）个青皮　呈类球形，直径不超过2cm。外表面灰绿色或绿黑色，略粗糙，有密集下凹油室，顶端和基部有可见的柱基和果梗痕。断面果皮黄白色或淡黄棕色，厚度约为2mm。瓤囊8~10瓣，味酸，苦辛。

（2）四花青皮　果皮剖成4裂片，裂片椭圆形。外表面灰绿色密生油室，内表皮类白色或黄白色，粗糙。

3. 橘红

橘红为芸香科植物橘及其栽培变种的干燥外层果皮。橘红性状鉴别特征：为长条形或不规则薄片状，边缘皱缩内卷。外表面黄棕色或橙红色，久存较变为棕褐色，表面布满油室，内表面黄白色密布凹下透光小圆点。质脆易碎，气香，味苦麻。

市场另有一药用品种，名为化橘红。虽同为芸香科植物，却为化州柚或柚的未成熟或近成熟干燥外层果皮，外表面黄绿色，有茸毛。内表面黄白色，有脉络纹。

4. 橘络

橘络为芸香科植物橘及其栽培变种的成熟果实的干燥中果皮内层的维管束群。

5. 橘核

橘核为芸香科植物橘及其栽培变种的成熟种子。

老中药师孙德海将陈皮（附：青皮、橘红、橘络、橘核）性状鉴别特征总结为如下歌谣：

陈皮

干品橘皮宜陈久，植物橘子芸香科。
广陈皮数质量好，表面红棕较软柔。
理气健脾疗胀满，内表黄白香辛苦。
燥湿化痰陈皮专，伪品皮厚且少皱。
此乃甜橙广柑皮，请君细察把伪纠。

青皮

“四花青皮”是果皮，十字切开未断头。
除去瓤肉晒干用，“个青皮”是用幼果。
二种商品作青皮，橘子特点仍存留。

橘红

外层果皮名橘红，外表黄棕或橙红。
油室凸起密密布，质脆易碎味麻苦。
散寒理气消痰用，此与柚皮不相同。

橘络

橘络原是内果皮，束群展开似网络。
疏松轻软黄白色，理气化痰通经络。

橘核

橘核种子形卵圆，端处突起似尖锥。
黄棕光滑薄而脆，内藏子叶有二枚。
肥厚黄绿似玉翠，理气止痛疝气退。

枳壳

枳壳为芸香科植物酸橙及其栽培变种的干燥未成熟果实。枳壳鉴别特征：一般横切为半球状，切口似盆口外翻，直径为4~5.5cm。表面绿褐色或绿棕色，略粗糙，散生油点。顶端有花柱残基，基部有果柄痕。横切面果皮厚6~12mm，中部皮黄白色，边缘有油点1~2列，瓤囊多达13瓣。中心柱宽近1cm，气香，味苦带酸。

市场上曾经有用代代花、枸橘、香橼未成熟的果实冒充。

老中药师孙德海将枳壳性状鉴别特征总结为如下歌谣：

枳壳酸橙芸香科，未熟果实大暑求。
半球翻口似盆状，表面绿褐油点多。
瓤瓣多达十余个，气香味苦酸溜溜。
行气消积把痰除，性味功效较缓和。

枳实

枳实为芸香科植物酸橙及其栽培变种或甜橙的干燥幼果，又称酸橙枳实。本品鉴别特征：果实呈半球形、球形。后者又称个枳实或枳实个。外表面黑绿色或褐绿色，有颗粒状突起。切面光滑，灰白色，边缘有1~2列油点凹陷。有瓤囊7~12瓣，囊呈车轮纹。清香，苦，微酸。曾有香橼干燥幼果称为金钱枳实。棕绿色，其切面有金钱环样中柱基。枸橼干燥幼果称为绿衣枳实，因其外面灰绿色。有绿色细柔毛，皮厚，瓤囊放射状排列。

老中药师孙德海将枳实性状鉴别特征总结为如下歌谣：

枳实酸橙芸香科，夏至拾其小幼果。
灰绿弹丸似圆球，大者已成半个果。
半球翻口如盆口，小者完整枳实个。
中央褐色瓤瓣多，气香味苦酸溜溜。

破气化痰痞满蹓，作用峻烈超枳壳。

枸橘

枸橘为芸香科植物枸橘的干燥近成熟果实，又名绿衣枳壳，收入《江苏省中药材标准》。鉴别特征：外形为半圆球，果小，直径 2~3.5cm。外皮绿黄色或褐橙色，有很多小油点和细柔毛。果实顶端有花柱残基，基部有短果柄残留痕。横切面皮薄，不超过 6mm。瓤囊干缩褐色，中心柱小，不大于 6mm。

老中药师孙德海将枸橘性状鉴别特征总结为如下歌谣：

绿衣枳壳未熟果，表面绿色有细毛。
半圆切面黄绿色，中心柱小近六毫。
果皮较薄囊十个，干缩色褐柱心小。

香橼

香橼为芸香科植物枸橼或香圆的干燥成熟果实，又名香园、陈香圆、枸橼、香橼皮。现将性状鉴别特征分述如下：

（1）枸橼　为圆形或长圆形，横切面边缘略呈波状。外果皮黄绿色，散有凹入油点。中果皮较厚，1.5~3.5cm。黄白色，粗糙，有网状突起。中轴明显，宽 1.2cm。气香味甜而苦辛。

（2）香圆　为类球形或圆形，外表面灰绿色或黄棕色。粗糙、密布凹陷油点。顶端有花柱残痕及圆圈状环纹。中果皮厚度不超过 0.5cm，气香，酸苦。

临床上曾有柚果皮冒充香橼使用。其性状特征为：果圆球形、扁圆形、梨形或阔圆锥状，淡黄或黄绿色，果皮甚厚或薄，海绵质，油胞大，凸起。应该加以鉴别。

老中药师孙德海将香橼性状鉴别特征总结为如下歌谣：

枸橼香圆成熟果，同出芸香称香橼。
果实圆球均已剖，横切车轮是枸橼。
外表黄绿皮极厚，黑绿粗糙为香圆。
中柱基留金钱环，横剖皮薄气味酸。
理气宽中化痰优，未熟柚果充香橼。
柚果香橼性不同，请君细察把伪纠。

现将芸香科与柑橘类药材区别列表 1–5–4。

表 1-5-4 芸香科柑橘类药材比较一览表

品名	药材与饮片	处方应付	备注
枳壳	半球形、盆状、边缘外翻，果皮厚，切面见油细胞腔，中心柱近1cm（色绿、皮厚、气香）	写枳壳、酸橙枳壳付枳壳	1、为植物酸（甜）橙未熟果 2、历史曾有代代花果、香橼、枸橘等未熟果冒充
枳实	半球形（球形）幼果，后者称个枳实或枳实个，切面半轮状（褐绿色、光滑、较小）	写枳实、个枳实付枳实	香橼幼果称金钱枳实，枸橘幼果称绿衣枳实（前者色偏红，后偏绿）
香橼	药材呈两种，一种香橼（香圆）；二是枸橼，果近球形。前者偏红色，囊瓣少；后者偏黄色，囊瓣多至16，皮厚而粗	写香橼、香圆、枸橼、金钱枳壳（实）均付香橼	药材前者有金钱环，后者切面（半球形时有明显车轮纹）饮片中果皮宽厚白色
枸橘	果小，皮薄皱，剖面中心柱小，表皮面绿色、有毛，匀称绿衣枳壳（实）	写枸橘，枸橘李，绿衣枳壳（实）均付枸橘	近成熟果
代代花果	果小色青绿，有留存的宿萼及果柄，剖面中心柱大近1cm	写苏枳壳（实），江枳壳，代代花果均付代代花果	《江苏省中药材标准》收载为苏枳壳
青皮	橘之幼果或未成熟果实的果皮，前称个青皮，后者为四花青皮，中药配方均为青皮，其果皮为橙红黄色，皮薄，无囊瓣	写青皮，个青皮均付青皮	与枳实比较皮薄，色黄绿，气香；与枸橘相比，皮表面不及青皮光滑
橘皮（陈皮）	橘之成熟果皮，果皮橙黄红色，皮薄，内表面粗糙	写陈皮，橘皮，广陈皮均付陈皮	陈皮的植物来源除《中国药典》规定的橘的成熟果皮，广东新会的柑果之皮称广陈皮
橘红	橘的外果皮，薄，色红	写橘红均付橘红	往往有误付化橘红，按药品法为违法
化橘红	化州柚的果皮，其果皮色黄绿而厚	写化橘红付化橘红	

女贞子、小蜡与冬青的果实

女贞子、小蜡与冬青的果实容易混淆，现将其性状鉴别特征分述如下：

（1）女贞子　来源于木犀科女贞属女贞的干燥成熟果实，别名蜡树。灌木或乔木。树皮灰褐色，枝黄褐色、灰色或紫红色，疏生圆形或长圆形皮孔。叶片对生革质，卵形或椭圆形，先端尖，光亮无毛。果实呈肾形或近肾形，长7~10mm，径4~6mm，深蓝黑色，成熟时呈红黑色，被白粉，入药称女贞子。

（2）小蜡的果实　来源于木犀科女贞属小蜡的干燥成熟果实。落叶灌木或小乔木。树皮褐色，小枝灰色，幼时被淡黄色柔毛，老时近无毛，疏生细小皮孔。叶对生，叶片纸质至薄革质，卵形、长圆形、长圆状椭圆形至披针形，叶面中脉与叶柄被明显柔毛，花序为圆锥状形。果实呈近球形，深紫红色，径5~8mm。

（3）冬青的果实　来源于冬青科冬青属冬青的干燥成熟果实。常绿乔木。树皮灰黑色，叶互生，叶片薄革质，椭圆形或披针形，叶面绿色，有光泽，无毛。果实呈长球形，成熟时红色，长10~12mm，直径6~8mm，断面呈三棱形，内果皮厚革质。

栀子

栀子，别名黄栀子、山栀，为茜草科植物栀子的干燥成熟果实。本品呈长椭圆形或椭圆形，长1.2~4.5cm，粗0.6~2cm。表面深红色或红黄色，具有5~8条纵棱。顶端残存萼片，另一端稍尖，有果柄痕。果皮薄而脆，内表面红黄色，有光泽，具2~3条隆起的假隔膜，内有多数种子，黏结成团。种子扁圆形，深红色或红黄色，密具细小疣状突起。浸入水中，可使水染成鲜黄色。气微，味淡微酸。以个小、完整、仁饱满、内外色红者为佳。个大、外皮棕黄色、仁较瘪、色红黄者质次。

老中药师孙德海将栀子性状鉴别特征总结为如下歌谣：

植物栀子茜草科，白色花儿清香幽。
果实红黄形长卵，萼片柄痕端处留。
翅状纵棱五八条，一室子房种子多。
种子红棕具小疣，入水浸渍水鲜黄。
性寒味苦能泻火，凉血除烦又解毒。

金樱子

金樱子为蔷薇科植物金樱子的干燥成熟假果。本品为花托发育而成的假果，呈倒卵形，长2~3.5cm，直径1~2cm。表面红黄色或红棕色，有突起的棕色小点，系毛刺脱落后的残基。顶端有盘状花萼残基，中央有黄色柱基，下部渐尖。质硬。切开后，花托壁厚1~2mm，内有多数坚硬的小瘦果，内壁及瘦果均有淡黄色绒毛。气微，味甘、微涩。

曾有用同科植物山刺梅、西北蔷薇、大叶蔷薇的果实冒充金樱子，此类果实易于鉴别，可用排除法与正品特征比较即可判断。

老中药师孙德海将金樱子性状鉴别特征总结为如下歌谣：

成熟假果[①]金樱子，形似花瓶[②]腹似罐。
红色壁厚[③]有光泽，密布细刺遍身点[④]。
腹中卧子[⑤]三四十，毛被[⑥]将子抱着睡。
子女[⑦]干瘦如柴骨，性平酸涩能止泻，
固精涩肠又缩尿，同科伪品细察查。

瓜蒌

1. 瓜蒌

瓜蒌为葫芦科植物栝楼或双边栝楼的干燥成熟果实。前者称为仁瓜蒌，后者称为糖瓜蒌。果实又名瓜蒌或全瓜蒌，果皮药名瓜蒌皮或栝楼皮、种子药名瓜蒌仁或瓜蒌子。果实类球形或宽椭圆形，长 7~10cm，直径 6~8cm。表面橙红色或橙黄色，皱缩或较光滑，顶端有圆形的花柱残基，基部略尖，具残存果梗。质脆，易破开，内表面黄白色，有红黄色丝络，果瓤橙黄色，黏稠，与多数种子黏结成团。具焦糖气，味微酸甜。以个整齐、皮厚柔韧、皱缩、色杏黄或红黄、糖性足、不破者为佳。

2. 瓜蒌皮及瓜蒌子伪品

为同属植物王瓜的果皮和种子，用以冒充瓜蒌皮和瓜蒌子。其形态和功效均有明显区别，不可混淆。王瓜果皮显黄棕色而菲薄，种子呈十字状或长方柱形，其上扣有一环“金腰带”，种子呈“十字形”可以区分。

老中药师孙德海将瓜蒌性状鉴别特征总结为如下歌谣：

栝楼果实叫瓜蒌，表面橙红形类球。
种子即称瓜蒌子，内藏果肉种子多。
棕褐扁平椭圆形，平滑沿边沟纹留。
栝楼根果皮种子，三药曾见假冒货。

---

① 假果，为花托形成。

② 花瓶，指假果形似花瓶，瓶口呈五角状，腹部圆形膨大如罐。

③ 壁厚，此指假果皮。

④ 点，为加工时被撞去的毛刺而留下的痕迹。

⑤ 子，即果实包括里面的种子。

⑥ 毛被，即指果实外被的绒毛。

⑦ 子女，此即果实，为瘦果，果皮较硬，内藏种子一枚，种子与果皮分离，故为瘦果。

锦灯笼与挂金灯

锦灯笼为茄科植物酸浆的干燥宿萼或带果实的宿萼，而挂金灯为茄科植物挂金灯的成熟果实。二者药材性状极相似，但也有区别。宿萼均留存，形似灯笼状，均有5条棱，棱间具网纹，前者显橙红色，后者显淡绿色；二者果实均呈球形，但前者显橙红色，后者显淡黄色；气味相似，气微，味甘酸；二者功效相近。以上二者有很多相似之处，但仍然应该按处方付正名药材。

老中药师孙德海将锦灯笼与挂金灯性状鉴别特征总结为如下歌谣：

锦灯笼

茄科植物锦灯笼，成熟果实宿萼现。
宿萼橙红灯笼状，纵棱五条很明显。
棱间网状细脉纹，体轻质韧顶渐尖。
内有橙红球形果，种子细小扁平见。

挂金灯

茄科植物挂金灯，药材极似锦灯笼。
宿萼淡绿果淡黄，甘酸味儿难区分。
清热解毒又利尿，利咽化痰功效近。

八角茴香

1. 八角茴香

八角茴香为木兰科植物八角茴香的干燥成熟果实（聚合蓇葖果）。本品聚合果是复合果，直径3~4cm，聚合果由7~9个蓇葖果组成，围绕中心轴呈放射状排列成聚合果。每分果（蓇葖果）开口向上呈小艇状，果顶端（艇顶头）向上翘起呈鸟嘴状。果实表面红棕色，质硬脆。每个分果内有一粒种子，扁卵圆形，红棕色，富油性。气芳香，味辛、甜。有温阳散寒，理气止痛的功效。用于寒疝腹痛、肾虚腰痛、胃寒呕吐、脘腹冷痛等。

2. 八角茴香伪品

伪品为木兰科植物莽草（莽实果）、红茴香、多红茴香、野茴香和短粒八角的干燥成熟果实。误食易致中毒。

（1）莽实果　分果10个以上，形体干瘦，先端有较长而尖锐似鸟嘴状向上弯曲，果柄直而无弯钩。有特异的芳香气，久尝麻舌。有毒。

（2）红茴香　聚合蓇葖果较小，直径2.5~3cm，先端渐尖（无钝尖或钝形）。味先酸而后甜。既不可入药，也不可作饮食佐料。

其他如多红茴香、野八角、短柱八角均有麻辣感或酸苦辣味并麻舌。既不可入药，也不可作饮食佐料。

老中药师孙德海将八角茴香性状鉴别特征总结为如下歌谣：

八角茴香木兰科，八角聚合果蓇葖。
蓇葖分果七八九，放射排列围中轴。
开口向上似小舟，鸟嘴似镶舟前头。
外表红棕质硬脆，每舟一子扁圆卵，
芳香浓烈味辛甜，温阳散寒止呕吐。
误服伪品把命丢，请君细察把伪纠。

山茱萸

1. 山茱萸

山茱萸为山茱萸科植物山茱萸的干燥成熟果肉，呈不规则的片状、扁筒状。果肉新鲜时显紫红色，贮久渐变紫黑色。表面皱缩，有光泽。基部可见果柄痕，质柔软，不易碎。内表面色浅，不光滑。无臭，味酸涩而微苦。

2. 山茱萸伪品

（1）滇枣皮　本品为鼠李科植物滇刺枣的果皮，习称滇枣皮，市场上发现用其伪充山茱萸。

（2）其他伪品　如蔷薇科植物山荆子、雕核樱、山楂等果皮或小檗科小檗的果实伪充山茱萸。

以上伪品均呈刀削果皮，卷叠呈不规则形或块片状。表面紫红色至暗红，且具灰白至淡棕色斑点者为山楂的果皮特征；果实圆球形，压扁破裂并有宿萼凹窝状的顶部为山荆子；果实椭圆形，果实顶端柱头残存，柱头呈圆盘状，则可判为小檗果；果皮呈不规则的片状卷缩，果皮革质不透明者为滇枣皮；若果实呈棕黄色而无紫色者为雕核樱。

老中药师孙德海将山茱萸性状鉴别特征总结为如下歌谣：

萸肉紫红久变黑，完整皱缩有光泽。
基部时见果柄痕，内表粗糙是浅色。
果核形态长椭圆，配方先当去果核。
伞形果柄常残存，补益肝肾味酸涩。
请君配方留心意，若见冒我法严执。

乌梅

1. 乌梅

乌梅为蔷薇科植物梅的干燥近成熟果实，别名酸梅、干枝梅，经烟火熏制而成。果实呈扁圆球形，直径2~3cm，表面乌黑色或棕黑色，皱缩不平，果肉质柔软，可与果核分离；果核呈椭圆形，质硬，表面棕黄色，先端有小突尖，腹面和背棱上的沟槽，表面具蜂窝状孔穴。乌梅果肉具有特异酸气味。本品能敛肺，涩肠，生津，杀虫，对胆道蛔虫具有一定的疗效。

2. 乌梅伪品

（1）山杏、杏或山李子　为蔷薇科植物山杏、杏或山李子的近成熟果实。本品呈棕褐色至乌黑色，果肉质硬而薄，味酸而有些甜，果核扁平不圆，一侧棱脊凹凸沟沟少而不深，核表面没有深陷麻点，种子扁而宽大，基部偏斜。

（2）山桃子　为蔷薇科植物山桃子的近成熟果实。果实略大于乌梅，肉厚，表面多毛，颜色棕黑，果核多有纵形沟纹，无圆形较凹而深的麻点。种子呈扁长卵形，与正品区别较为明显。

老中药师孙德海将乌梅性状鉴别特征总结为如下歌谣：

乌梅果实扁圆球，表面乌黑皱缩多，
肉厚易剥质柔软，果核遍体麻点数。
假品肉薄山杏李，果核细网偏斜基。
桃肉厚黑毛多长，核上皱纹纵沟多。
去核杏仁偏心形，桃仁种子是长卵。

山楂

1. 山楂

山楂为蔷薇科植物山楂、山里红的干燥成熟果实，习称北山楂。同科植物野山楂的干燥成熟果实也入药，习称南山楂，现已单列在地方药材标准中。

（1）北山楂　本品多为圆形横切片，多皱缩，切面四周卷边向内，外皮红色，有灰白色小点散在。果肉厚，深黄色。横切片有五个孔，每孔内有核果一粒，浅黄色。在果皮外可分别察见附生的细果柄痕和凹陷的花萼残迹。气微，清香，微酸、微甜。

（2）南山楂　本品果实较小，类球形，常压扁成饼状，可见种子露出。表面棕至棕红色，具灰白色小点，可见果柄痕和宿萼残迹。气微，味酸，微涩。

2. 山楂伪品

伪品来源于蔷薇科苹果属植物尖嘴林檎及台湾林檎的果实或苹果属其他植物的果实，以此冒充山楂。主要区别：该类伪品果实表面无灰白色斑点，果的先端隆起，横切面果皮薄，每室内有种子二粒，果实大小与北山楂相近，入库验收和临床使用时需加以鉴别。

老中药师孙德海将山楂性状鉴别特征总结为如下歌谣：

山楂（北山楂）

蔷薇山楂山里红，梨果楂大二分用。
横切果核三五粒，皮红核黄环中空，
果肉深黄浅棕色，消食化积散瘀痛。

南山楂

同科野楂果实小，球形压饼色棕红，
质硬核大果肉薄，强心降压莫混用。

山楂伪品

山楂伪品有种种，果核其他各异同，
尖嘴林噙果核多，一室二核法不容。

木瓜与光皮木瓜

1. 木瓜

木瓜为蔷薇科植物贴梗海棠的干燥近成熟果实。习称皱皮木瓜。药材多为纵剖的长圆形果，长 4~8cm，宽 2~5cm，外表红棕或紫红色，具深皱纹，剖面内卷缩，果肉红棕色，中心光滑，棕黄的子房室内种子脱落或留存 。种子似橘核稍大而扁，显红棕色，有纵纹。质坚实，果肉微有清香气，微酸，微涩，具有舒筋化湿，祛风痛的功效。

2. 光皮木瓜

光皮木瓜为蔷薇科同属植物榠楂的成熟果实。药材名称光皮木瓜，多已剖成 2~4 瓣，表面红棕色，光滑无皱缩，剖开面饱满，果肉粗糙，显颗粒性。种子多数，呈扁三角形。气微，味微酸涩。本品在一些地区作为木瓜的习用品，应予纠正，不可作木瓜用。正名写木瓜付木瓜，写光皮木瓜付光皮木瓜，避免混用。

老中药师孙德海将木瓜与光皮木瓜性状鉴别特征总结为如下歌谣：

木瓜

贴梗海棠蔷薇科，皱皮木瓜未熟果。
剖面房室种子留，内外子红具深皱。
果肉周边向内缩，扁红种子似橘核。
酸温归肝脾胃经，舒筋化湿祛风痛。

光皮木瓜

同属榠楂成熟果，红棕光滑并无皱，
种子较多扁三角，剖面饱满粗糙肉。

西青果、诃子与青果

西青果与青果本是两种不同的药材，但应临床上容易混淆使用。西青果与诃子来源相同，故一并列入介绍。

1. 西青果

西青果为使君子科植物诃子的干燥幼果，又名藏青果。呈长卵形，略扁，长 1.5~3cm，直径 0.5~1.2cm，表面黑褐色，具纵皱纹，质坚硬，断面褐色，有胶质样光泽，核不明显，一般有空心（发育不全），个体小者黑褐色，无空心。无臭，味苦涩，味甘。具有清热生津，利咽解毒的功效。

2. 诃子

诃子为使君子科植物诃子或绒毛诃子的干燥成熟果实。呈长圆形、卵圆形，长 2~4cm，直径 1.3~2.5cm，表面黄棕色或暗棕色，略具光泽。纵棱线 5 条，棱线间有 1~2 条纵向凸起和细密的横向纹理，果肉厚达 0.4cm，黄棕褐色，果核淡黄色，粗糙，坚硬，内有种子呈长纺锤形，子叶 2 枚，相互重叠，卷旋。无臭，味酸涩而后甜。具有敛肺、涩肠、降火利咽的功效。

3. 青果

青果为橄榄科植物橄榄的干燥成熟果实，又名青橄榄。橄榄呈橄榄球状的纺锤形，两端钝尖，长 2.5~4cm，直径 1~1.5cm，表面棕黄色至棕褐色，有不规则皱纹，果肉棕褐色，质硬，果核棱形，具暗红棕色，具纵棱，内有 3 室，每室均有一粒种子。无臭，微涩，久嚼微甜。

老中药师孙德海将西青果、诃子与青果性状鉴别特征总结为如下歌谣：

西青果

使君子科幼诃子，药材称作西青果。

表面黑褐形长卵，质坚无核胶泽裹。

无臭微甘味先苦，清热生津利咽喉。

诃子

诃子熟时长圆卵，纵棱五条延两端。

表面暗棕有光泽，横向纹理遍全果。

肉厚酸涩后又甜，标准不容霉枯朽。

青果

橄榄果熟名青果，两端钝尖橄榄球。

表面棕黄肉灰棕，果核棱形暗红棕。

无臭味涩嚼微甜，清热解毒利咽喉。

肉豆蔻与肉果花

1. 肉豆蔻

肉豆蔻为肉豆蔻科植物肉豆蔻的干燥种仁。本品呈卵形或椭圆形，长约3cm，直径约2cm，表面灰黄色，并有网状沟纹，种脊一侧纵沟明显，种脐在宽端头圆而隆起。狭端头有暗色凹陷的合点。质坚实，断面有槟榔纹理（内外胚乳相互交错嵌入），气芳香强烈，味辛辣微苦。本品具有温中行气，涩肠止泻的作用。

2. 肉果花

肉果花为肉豆蔻科植物肉豆蔻的果实（浆果）的内果皮，习称肉豆蔻衣，又称玉果花。由于药用的是种仁，故又称为假种皮（种子除去木质硬壳状的种皮才能得到种仁）。本品呈橙红色网状半透明，通常折合压扁呈分枝状，质脆易碎，气芳香，功效与肉豆蔻相似。

3. 劣质肉豆蔻

劣质肉豆蔻为肉豆蔻科植物狭长肉豆蔻的种仁。产于印尼西尼里安。本品表面棕色，狭长，香气弱，味辣，质差，不可药用。

老中药师孙德海将肉豆蔻与肉果花性状鉴别特征总结为如下歌谣：

肉豆蔻

肉豆蔻用种子仁，表面灰黄卵椭圆。

一侧纵沟种脊存，端处种脐凸游圆。
狭端合点凹陷寻，网状沟纹遍全身。
质坚断面槟榔纹，味辛微苦浓香存。
煨制去油解毒性，温中行气涩肠能。

肉果花

肉豆蔻衣玉果花，橙红网状半透亮。
折合压扁分枝状，质脆易碎气芳香。

劣质肉豆蔻

印尼长形肉豆蔻，形态狭长表面棕。
皮屑状且香气弱，味辣质差不可用。

连翘

1. 连翘

连翘为木犀科植物连翘的干燥果实。商品分为青翘和老翘。本品呈狭长卵圆形，稍扁，顶端锐尖如鸟喙。表面有纵皱纹及多数凸起的小斑点，二面各有一条明显的纵沟。青翘不开裂，绿褐色。老翘自先端开裂成二瓣，表面黄棕色或红棕色，内表面浅黄棕色。微有香气，味苦。药性味苦，性寒，具有清热解毒，散结消肿的功效。

2. 连翘心

连翘心为木犀科植物连翘的干燥果实中的种子。种子棕色，多数细长，一侧有翅形如鸟舌，多已脱落。药性苦寒，具有清心火作用，善治热病心烦不寐。

老中药师孙德海将连翘性状鉴别特征总结为如下歌谣：

连翘果实扁圆卵，顶端锐尖似鸟头。
种子细长翅如舌，蒴果开口口欲歌。
老翘开裂壳黄厚，青翘不裂端尖留。
性寒微苦解热毒，散结消肿排脓优。
种子习称连翘心，心烦不寐方中有。

胖大海

1. 胖大海

胖大海为梧桐科植物胖大海的干燥成熟种子，又称安南子，蓬大海。本品种子呈椭圆形，表面皮细有光泽，具细纵纹。先端钝圆，基部端处略尖，呈淡黄棕色或黄棕色。外种皮质轻松，易剥落，遇水膨大成海绵状，去内种皮后有二片肥厚胚乳（灰棕色）及二片子叶紧贴胚乳，菲薄而大。气微，味微甘，嚼之有黏液性。本品应查无霉变、虫蛀及破口。性味甘寒，具有清肺化痰，利咽开音，润肠通便的功效。

2. 胖大海伪品

伪品为梧桐科圆粒苹婆的成熟种子。呈圆球形，长 1.8~2.5cm，直径 1.6~2.2cm，表面皱纹较密，浸水中虽膨胀但速度慢，仅能达原体积的 2 倍，种子无胚乳，子叶 2 枚，甚肥厚。

老中药师孙德海将胖大海性状鉴别特征总结为如下歌谣：

胖大海系梧桐科，种子椭圆皮细皱。
先端钝圆端略尖，种皮轻松脆易脱。
胚乳肥厚成二片，二枚子叶大菲薄。
气微微甘显黏液，入水渐膨四倍多。
味甘性寒能清肺，通便开音利咽喉。

吴茱萸

1. 吴茱萸

吴茱萸为芸香科植物吴茱萸、石虎或疏毛吴茱萸的干燥近成熟果实。本品略呈扁形蓇葖果，五角星状，直径 2~5cm 表面绿黑色，粗糙，平顶，中间有凹窝及 5 条小裂缝，有的裂开即成五个分果。基部有花萼及短果柄，果柄密生毛茸。放大镜下显黑色油质麻点（油室）。香气浓烈，味辛辣微苦。性大热，有小毒，具有温中止痛，降逆止呕的功效。

2. 吴茱萸伪品

伪品为芸香科植物臭辣子树的果实。与吴茱萸比较有如下特点：体型略大，直径 4~8mm，不成五角星状。颜色较深，发黑，呈黑褐色。茸毛稀少，果实顶端呈梅花状裂。气淡不香，微辛辣或无辛辣味。

老中药师孙德海将吴茱萸性状鉴别特征总结为如下歌谣：

吴茱萸果芸香科，果实茶绿未熟果。
表面粗糙短果柄，蓇葖分果数五个。
果柄密生短毛茸，质脆内部油室多。

香气浓烈辛辣苦，散寒止痛又止呕。
臭辣果来充冒我，请君及时把伪纠。

牵牛子

1. 牵牛子

牵牛子为旋花科植物裂叶牵牛、圆叶牵牛的干燥成熟种子。又名黑牵牛、白牵牛、黑丑、白丑、二丑。本品为蒴果，呈三棱状卵形，似橘瓣，表面黑灰色或浅黄白色，背面有两条纵直凹沟 ，腹面棱线下端有类圆形浅色种脐，微凹 ，横切面可见子叶皱缩折叠，淡黄色或黄绿色，果实有 3 室，每室含 2 枚种子。有泻水利尿，逐痰杀虫的功效。

2. 牵牛子伪品

伪品为同科植物西伯利亚鱼黄草的种子，种子灰黑色，形似圆球的 1/4，长 4~6mm，直径 3~5mm，表面被金黄色鳞状、片状非腺毛，脱落处粗糙。

老中药师孙德海将牵牛子性状鉴别特征总结为如下歌谣：

植物牵牛旋花科，子称黑丑与白丑。
子似橘瓣三棱卵，两侧稍平背弓隆，
三室每室有二子，六子互合一个球。
辛苦麻舌有小毒，逐水通便又驱虫。
请君区别假牵牛，种子四粒合一球[①]。

菟丝子

1. 菟丝子

菟丝子为旋花科植物菟丝子或南方菟丝子的干燥成熟种子。种子类圆形，腹棱线明显，两侧常凹陷，长径 1.4~1.6mm，短径 0.9~1.1mm。表面灰棕色或黄棕色，微粗糙，种皮坚硬，不易破碎，除去种皮可中央为卷旋 3 周的胚，胚乳膜质套状，位于胚周围。取该品少量，加沸水浸泡后，表面有黏性；加热煮至种皮破裂时，可露出黄白色卷旋状的胚，形如吐丝。气微，味微苦、涩。

2. 菟丝子伪品（大菟丝子）

伪品为同属植物金灯藤的种子。种子直径 3~5mm（正品 1~1.5mm），表面

① 种子四粒合一球，指伪品牵牛子形似圆球的 1/4，四粒种子合起来正好形成球形。

黄棕色，扩大镜下种子表面光滑，见有短线状斑纹（正品有细密深色小点），临床使用时需注意鉴别。

老中药师孙德海将菟丝子性状鉴别特征总结为如下歌谣：

灰黄卵圆菟丝子，表面密布细小点。
开水浸子子发黏，破皮露白胚卷旋。
性味甘平补肝肾，固精明目两相宜。
伪品大粒菟丝子，超过正品径三倍①。
光滑且现线状斑，沸水煮之不破裂。

沙苑子

1. 沙苑子

沙苑子为豆科植物扁茎黄芪的干燥成熟种子。本品略呈圆肾形，稍扁，长2~2.5mm，宽1.5~2mm，厚约1mm。表面绿褐色至灰褐色，边缘一侧凹入处有明显种脐。质坚硬，除去种皮，内有淡黄色子叶二枚，胚根弯曲。无臭，味淡，嚼之有豆腥气。

2. 沙苑子伪品

（1）猪屎豆　为豆科植物猪屎豆的干燥成熟种子。种子三角状肾形，腹中央种脐凹陷较正品深，表面黄绿色。含猪屎豆碱，有毒，临床有误服引起严重肝损害的报道。

（2）草沙苑子　为豆科植物紫云英的种子。种子较长，大于2.5mm，且有较明显的钩状（种脐深陷而成），呈长椭圆形。

（3）凹叶野百合种子，为百合科植物凹叶野百合及崖州野百合的种子。广东称土沙苑，含野百合碱，有毒，种子表面为黄褐色至紫黑色者，临床有误服引起严重肝损害的报道。

老中药师孙德海将沙苑子性状鉴别特征总结为如下歌谣：

沙苑豆科扁茎芪，种子圆肾显种脐，
表面光滑绿褐色，长宽近等差无几，
子厚毫米堪重要，区别假品无足奇。
肾形厚满华黄芪，草沙长宽二一比，
腹中脐陷显钩状，临床缺货冒相欺。

---

① 超过正品径三倍，指大菟丝子种子直径超过正品菟丝子的三倍，达到3~5mm。

尚见中毒猪屎豆，三角脐深黄绿皮；
百合种子碱有毒[①]，细审假品莫迟疑。

牛蒡子

1. 牛蒡子

牛蒡子为菊科植物牛蒡的干燥成熟果实（瘦果）。主要特征是果实上斑点呈紫黑色，顶端圆钝，还可见顶面圆环，中央还残留点状花柱柱基。

2. 牛蒡子伪品

伪品为同科植物大蓟的果实，其瘦果呈椭圆形，略扁、短，表面无紫黑色斑点。临床使用牛蒡子时，需注意鉴别。

老中药师孙德海将牛蒡子性状鉴别特征总结为如下歌谣：

牛蒡瘦果长倒卵，身长六毫纵棱多。
表面灰褐斑紫黑，顶端钝圆狭基部。
种子黄白油性富，疏散风热透疹著。
宣肺解毒利咽喉，注意伪冒大蓟果。

地肤子

1. 地肤子

地肤子为藜科植物地肤的干燥成熟果实。呈扁球状五角形，花被呈膜质小翅五枚，基部连接呈五角星状，背面脉纹明显呈放射状，中央有一点状突起的果柄痕，果皮膜质，半透明状，种子扁卵形，黑色。本品药性苦寒，具有清热利湿，祛风止痒的功效，主要用于风疹、湿疹的治疗。

2. 藜子

藜子为藜科植物藜和小藜的干燥成熟果实。市场上用其伪充地肤子时间已久，1984 年全国几种查处伪劣中药时被纠正，现已正名藜子（苏地肤）收入《江苏省中药材标准》（1989 年版）。本品果实与地肤子相近，主要区别在：花被宿存，均呈开裂状，下部一半连接。种子直径较小（小于 1mm）。

① 百合种子碱有毒，指凹叶野百合及崖州野百合的种子含有野百合碱，有毒，千万不可混淆使用。

3. 地肤子伪品

伪品为茄科植物莨菪和豆科植物草木犀的种子。由于这两个品种入药部位均为种子，故均无膜质花被，不具有星形特征等，使用时需注意鉴别和查证。

老中药师孙德海将地肤子性状鉴别特征总结为如下歌谣：

植物地肤成熟果，略呈扁球五角形。
膜质小翅有五枚，背有脉纹放射形。
中心点状果柄痕，果皮膜质半透明。
种子黑色扁卵形，清热祛风止痒灵。

浮小麦与淮小麦

1. 浮小麦与淮小麦

浮小麦与淮小麦均为禾本科植物小麦的干燥果实（颖果）。前者果实干瘪，称为浮小麦；后者果实饱满，称为淮小麦。

（1）浮小麦　呈瘦长圆形，干瘪，外表显黄棕色，腹面有一深陷的纵沟。断面白色或淡黄色，粉性，无臭，味淡。具有益气，除热，止汗的功效。

（2）淮小麦　呈类椭圆形，饱满无皱纹，一端有黄白色柔毛，纵沟不如浮小麦深陷。断面白色，富粉性。气微，味淡。具有养心安神，除烦热的功效。

2. 燕麦

燕麦为禾本科植物燕麦的果实。果实狭长（较浮小麦瘦长而饱满），果皮颜色比浮小麦略浅，淀粉丰富，其余特征与浮小麦很相似。市场调研发现有用燕麦及野燕麦的果实伪充浮小麦，故入库验收和使用时请注意区别，避免误用。

老中药师孙德海将浮小麦与淮小麦性状鉴别特征总结为如下歌谣：

浮小麦

植物小麦禾本科，颖果未熟干瘪果[①]。
瘦长干瘪黄棕色[②]，腹面有一深棕沟。
断面白色少粉性，益气止汗烦热可。

① 颖果：禾本科植物的果实均为颖果，其特点是该类果实种皮较薄，种皮与果皮不能分开，种子仅一枚。

② 干瘪：浮小麦果实干瘪是因果实种子灌浆不足，故身材瘦长，千粒重和发芽率均低。

淮小麦

饱满椭圆黄棕色，植物小麦熟颖果。
断面白色粉性足，腹面也有深棕沟。
养心安神烦热除，浮淮二麦各春秋。

莲子、石莲子与苦莲子

1. 莲子与石莲子

莲子与石莲子均为睡莲科植物莲的干燥种子。前者为成熟种子，后者为霜后老熟种子。石莲子又名甜石莲。二者性状基本相似，略有区别。莲子、甜石莲均呈长椭圆形，二端略尖，莲子表面色浅，石莲子色深而呈灰棕色或灰黑色。种子内有完整子叶二枚，子叶表面显红棕色或棕黄色（石莲子多显红棕色），种仁均饱满，粉性，色白。气微，味甘而涩。药用部位稍有区别，莲子去壳去心用子叶，故又称莲子肉；石莲子用完整种子，石莲子肉用去壳去心的石莲子。

2. 苦石莲

苦石莲为豆科植物喙荚云实的干燥成熟种子。种子椭圆形或长圆形，两端钝圆，长 1.2~2.2cm，直径 0.7~1.2cm，比石莲子略长略粗。外面黑褐色或棕褐色，光滑，旁有小圆形的合点。质坚硬，不易破开。种皮厚约 1mm，内表面灰黄色，平滑而光泽；除去种皮，可见 2 片棕色肥厚的子叶（石莲子子叶表面为红棕色），富油质，子叶中间有浅棕色的胚芽及胚根。气微，味极苦。具有散瘀止痛，除湿热的功效，与甜石莲性状、功效均不同，使用时切不可混淆或代用。

老中药师孙德海将莲子、石莲子与苦莲子性状鉴别特征总结为如下歌谣：

莲子

植物莲属睡莲科，成熟种子即莲子。
两头略尖长椭圆，去壳去心用子叶[①]。
子叶背部半椭圆，中心有一凹槽子。
表面红棕肉白色，质硬饱满甘涩粉。
补脾养心能安神，止泻涩精又益肾。

① 去壳即除去种子的种皮；去心即除去种子的胚根与胚芽，可收集作药材莲子心用。

（甜）石莲子[①]

石莲子出植物莲，霜后老熟甜石莲。
表面黑褐质坚硬，椭圆形状两头尖。
完整种子石莲子，去壳去心石莲肉。
性状均同莲子肉，粉性味甘甜石莲。
清心开胃石莲子，虚寒久痢禁服用。

苦莲子

喙荚云实属豆科，种子棕褐长圆卵。
珠柄残基基部留，不易破开质地坚。
壳去棕褐子肥厚，胚根胚芽藏里头。
气微油性味极苦，散淤止痛湿热除。

赤小豆与相思子

1. 赤小豆

赤小豆为豆科植物赤小豆或赤豆的干燥成熟种子，略呈长圆柱形而稍扁，长 5~8mm，直径 3~5mm，种皮紫红色，种脐线形，白色，中间凹陷成一纵沟，偏向一端，背面有一条不明显的（隐形）棱脊。质坚硬，不易破碎，除去种皮，可见两枚乳白色子叶。气微，味甘，嚼之有豆腥味。

2. 赤豆

赤豆呈短圆柱形，两端较平截或钝圆，直径 4~6mm。表面暗棕红色，有光泽，种脐不突起。

3. 相思子

相思子为豆科植物相思藤的干燥成熟种子。呈椭圆形或近球形，长 5~7mm，直径 4~5mm（略比赤小豆粗短），种皮红色，种脐白色，椭圆形（与赤小豆的线形区别明显），位于腹部另一端，周围呈乌黑色，占 1/4~1/3，形似眼乌珠。质坚硬，两枚子叶显黄色。气微，味涩，有小毒。具有涌吐、祛痰、杀毒的功效。曾有将相思子误作赤小豆配方或误作食物服用而造成中毒的报道，使用时千万要注意鉴别。

老中药师孙德海将赤小豆与相思子性状鉴别特征总结为如下歌谣：

---

① 石莲子为霜后老熟的莲子，付方时写石莲子、甜石莲均付石莲子（完整种子），写石莲子肉、石莲肉均付石莲子肉（去壳去心的种子）。

赤小豆

红豆赤豆赤小豆，表面紫红长圆柱。
白色种脐偏一侧，隐约棱留脊背部，
子叶二枚乳白色，气微微甘难碎破。
功在利水又消肿，解毒排脓又食补。

相思子

豆科植物相思子，表面红色似红豆。
种子椭圆脐白色，另端乌黑似眼珠。
误把相思作豆食，食后中毒一命呼。

芥子

芥子为十字花科植物芥或白芥的干燥成熟种子。植物芥的种子习称黄芥子；植物白芥的种子习称白芥子。白芥子和黄芥子均呈小球形，白芥子直径为1.5~2.5mm，而黄芥子略小，为1~2mm。白芥子表面显白色或淡黄色细微网纹，点状种脊明显；黄芥子表面显黄色至棕黄色。白芥子碎后有油性，味辛辣；黄芥子碎后加水浸湿则产生特异的臭气。

老中药师孙德海将芥子性状鉴别特征总结为如下歌谣：

植物白芥白芥子，黄芥子源植物芥。
黄白二色子分开，白大黄小相区分。
白芥无臭味辛辣，黄芥辛烈气异闻。
成分相异宜分开①，温肺豁痰消肿块。

小茴香与莳萝子

1. 小茴香

小茴香为伞形科植物茴香的干燥成熟果实。茴香果实为双悬果，呈长圆柱形，长0.4~0.8cm，直径1.5~2.5mm。表面显黄绿色或淡黄色，二端略尖，顶端残留黄棕色突起的柱基，基部时留细小果柄。分果呈长椭圆形，背部有纵棱5条，腹面平坦且较宽。有特异香气，味甜、辛。

① 白芥子苷反应表明，白芥子反应为阳性，黄芥子反应则为阴性；种子破碎后浸湿，白芥子无反应，而黄芥子则产生辛烈的特异臭气。从以上理化反应可知白芥子与黄芥子所含化学成分有差异，其功效也可能有异，故建议临床宜将二者分开区别使用，并注意总结经验。

2. 莳萝子

莳萝子为伞形科植物莳萝的干燥成熟果实。莳萝果实为双悬果，多裂成分果，呈扁平广椭圆形，长 0.3~0.4cm，宽 0.2~0.3cm，较小茴香粗短。表面显棕色，背部有三条明显肋线，二侧肋线延伸呈翅状，气微香。

市场调研发现，曾有将莳萝和川续断科植物拉毛果的果实伪充小茴香使用，使用时需加以鉴别。

老中药师孙德海将小茴香与莳萝子性状鉴别特征总结为如下歌谣：

小茴香

植物茴香伞形科，小茴香为双悬果。
二端稍尖长圆柱，一分为二成分果。
分果五条纵棱线，腹面稍平缘成波。
表面黄绿香气浓，理气止痛温中求。

莳萝子

植物莳萝伞形科，莳萝子为双悬果。
多数已裂成分果，分果腹面广椭圆。
背部肋线有三条，二侧肋线成翅留。
温脾开胃行气可，处方正名付莳萝。

覆盆子

1. 覆盆子

覆盆子为蔷薇科植物华东覆盆子的干燥未成熟果实。由众多小核果聚合而成，略呈圆锥形或类球形，上端钝圆，基部扁平，高 0.6~1.0cm，直径 0.5~1.2cm。表面灰绿色或淡棕色，密被灰白色或灰绿色短茸毛。聚合果下有宿萼留存，形如托盘，聚合果即在盘中，小核果具三棱，约呈半月形，背面隆起，腹面有突起棱线；表面棕色，背面及先端有灰白色毛，腹面及两侧有网状凹纹。质硬，内含棕色种子 1 粒。气清香，味微酸涩。

2. 覆盆子伪品

伪品为蔷薇科植物山莓的未成熟果实。形似覆盆子，果小，高 0.4~0.9cm，直径 0.3~0.5cm。不成奶头状。市场调研发现有用其伪充覆盆子用，使用时需加以鉴别。

老中药师孙德海将覆盆子性状鉴别特征总结为如下歌谣：

覆盆子属蔷薇科，未熟球形聚合果。
果下宿萼似托盘，圆钝灰绿似奶头。
盘中小果月牙状，腹部明显白毛留。
曾有山莓未熟果，与我相似小个头，
我比他大二倍多，请君细察把伪纠。

葶苈子

1. 葶苈子

葶苈子为十字花科植物播娘蒿的干燥成熟种子（药材商品称南葶苈子）或独行菜的干燥成熟种子（药材商品称北葶苈子）。

（1）南葶苈子　长圆形略扁，长 1mm，宽约 0.5mm；表面黄棕色，一端钝圆，另一端微凹或较平截，中央凹入，种脐位于凹下处，放大镜下种子表面具有细密的网纹及 2 条纵列的浅槽。气微，味微辛，略带黏性。具有泻肺定喘强心的功效。

（2）北葶苈子　呈扁卵形，长 1.5mm，宽 0.5~1mm。表面黄棕色或红棕色，微有光泽，具多数细微颗粒状突起，并可见 2 条纵列的浅槽，其中一条较明显，一端钝圆，另端渐尖而微凹，种脐位于凹下处，但不明显。无臭，味微苦辛，黏性较强。具有泻肺定喘，利水消肿的功效。

2. 葶苈子伪品

伪品为十字花科植物小花糖芥和芝麻菜的成熟种子。前者种子小，长 0.8~1mm，黄绿色，味苦；后者种子较长，长达 1.2~2.2mm，宽 1~1.5mm，显黄棕色，光滑，无疣点。

老中药师孙德海将葶苈子与其伪品性状鉴别特征总结为如下歌谣：

葶苈子

十字花科播娘蒿，种子大小仅一毫，
表面红棕长圆扁，放大镜下特征晓。
一端截形另端圆，细密网纹二纵槽。
播娘蒿称南葶苈，泻肺定喘强心好。
独行菜称北葶苈，子大超过一毫米，
一端钝圆另端凹，二条纵沟突疣找，
黏性较强区分晓，定喘利水消肿好。

葶苈子伪品

种子个小不足毫，种子果大超二毫。
表面黄绿黄棕色，光滑无疣均假冒。

王不留行

1. 王不留行

王不留行为石竹科植物麦蓝菜的干燥成熟种子。芒种前后采收种子。本品为球形细小种子，直径约 2mm。表面黑色，少数未熟者显红棕色，略有光泽，放大镜下可见种子表面有细密颗粒状突起，种脐近圆形凹陷，一侧有一带状纵沟。质硬。胚乳白色，胚弯曲成环，子叶 2 枚。无臭，味淡。本品性平，味微苦，具有行血通经，下乳，利尿消肿的功效。

2. 王不留行伪品

市场调研发现，有用桑科植物薜荔的果实（隐头花序）、豆科植物野豌豆或四籽野豌豆的种子及石竹科植物麦瓶花的种子伪充王不留行用。这些伪品种子均较大，易于区别。

老中药师孙德海将王不留行性状鉴别特征总结为如下歌谣：

麦蓝菜为石竹科，芒种前后种子收。
种子圆球二毫米，一侧有一带状沟。
遍身颗粒突起疣，子叶二枚白胚乳。
行血通经又消肿，产妇下乳效果优。

荜澄茄与进口荜澄茄

1. 荜澄茄

荜澄茄为樟科植物山鸡椒的干燥成熟果实。本品呈类球形，直径 4~6mm。外果皮棕褐色至黑褐色，有细小网状皱纹。用指甲划之，可见小型的宿存花被，基部偶有宿萼和细果梗。除去外皮可见硬脆的果核，内有种子 1 粒，肥大而显黄棕色子叶 2 枚，富油性。气芳香似姜气，味稍辣而微苦。

2. 进口荜澄茄

进口荜澄茄为胡椒科植物荜澄茄的果实。果实无宿存花被，果皮的基部延长，形成细长的假果柄，故称果柄皮冒充。

老中药师孙德海将荜澄茄与进口荜澄茄性状鉴别特征总结为如下歌谣：

荜澄茄

药考荜澄茄[①]，樟科山鸡椒。
核果浆果状，除去外皮晓。
芳香有姜气，温中止呕好。

进口荜澄茄

植物荜澄茄，属科为胡椒。
花被无宿存，果柄皮伪冒。
此乃进口品，三项区别晓。

葱子与韭菜子

1. 葱子

葱子为百合科植物葱的干燥成熟种子。葱子呈三角形，为黑色细小种子，表面光滑。质坚硬，种仁白色，气特异，碾碎后有葱香气味散发。本品药性辛温，具有温肾明目的功效。市场调研发现有用同科植物韭菜子伪充，使用时需注意鉴别查证，避免误用。

2. 韭菜子

韭菜子为百合科植物韭菜的成熟种子。呈半圆形或半卵圆形，黑色，略扁，长2~4mm，宽1.5~3mm（长宽比为4：3）。凸起面上粗糙，具细密网状皱纹；另一面微凸，皱纹不明显。种脐呈点状突起。质硬，气特异，味微辛。本品药性辛、甘，温，具有滋补肝肾、壮阳固精的功效。使用时需注意与葱子加以鉴别，以防混用或误用。

老中药师孙德海将葱子与韭菜子性状鉴别特征总结为如下歌谣：

葱子

葱子细小三角形，表面黑色又光滑。
质地硬来气特异，捣碎葱香气散发。

① 药考荜澄茄：指荜澄茄始载于《开宝本草》。陈藏器谓："生佛誓国，状如梧桐子及蔓荆子微大。"此指进口的胡椒科植物荜澄茄果实。在《唐本草》中载有"山胡椒"，后李时珍将其收于荜澄茄所附山胡椒下。苏恭"所在有之似胡椒，色黑，颗粒大如黑豆，味辛，大热，无毒。主心腹冷痛，破滞气，俗用有效"，此处叙述与樟科植物山胡椒果实相似。

韭菜子

韭菜子呈半个圆，凸起面上粗糙纹[①]。
另面微凹纹微现，种脐点状突起分。

第六节　动物类中药经验鉴别

蕲蛇

蕲蛇为蝰科动物五步蛇除去内脏的干燥全体，习称大白花蛇。本品呈圆盘状，盘的直径达34cm，头部盘于中央，头呈三角形，扁平，头大，吻端向上翘起，习称“翘鼻头”、“龙头”、“虎口”。背黑褐色，头腹及喉部白色，间或少数黑褐色斑点，背部密被菱形鳞片，有纵向排列的二十四个方形灰白花纹，俗称“方胜纹”、“连珠斑”。腹部色白，侧扁，鳞片较大，有24个圆珠状的黑斑，俗称“念珠斑”。尾尖一枚鳞片尖长，称角质刺，也叫“佛背甲”。

蕲蛇伪品较少，但曾见过用蝮蛇伪充者，无“翘鼻头”特征；白花锦蛇伪充者，背棱光滑，不起鳞或微显，仔细察看，伪品与正品区别较大。

老中药师孙德海将蕲蛇性状鉴别特征总结为如下歌谣：

蝰科五步大白花，三角扁平头堪大，
吻端上突翘鼻头，灰白二四方胜纹，
腹鳞大示连珠斑，祛风攻毒镇惊夸。

季龙宝老中药师就蕲蛇的经验鉴别总结有顺口溜一首：“龙头”、“虎口”，黑质白花，肋有二十四个“方胜纹”，腹有二十四个“念珠斑”，口有四长牙，尾上生有“佛指甲”。

乌梢蛇

乌梢蛇为游蛇科动物乌梢蛇的除去内脏的干燥蛇体，俗称乌蛇、乌风蛇。性状特征为：常呈圆盘状，头压中央，尾部盘于边缘，盘的直径13~18cm，通体乌黑，被菱形细鳞，背鳞呈双数（单数均属伪品），后段背鳞14行，前段背鳞8双16行。头扁圆形，口内有多数刺状牙齿，脊部高耸呈屋脊状。有的已除去身皮，仅留头部和尾部的皮鳞，以供鉴别。腹部边缘向内卷曲，尾部渐细而长。质坚硬，气腥味淡。此外，乌梢蛇身贯二条黑线（黑色鳞组成），在屋

---

① 粗糙纹：此指韭菜子的表面的细密网状皱纹。

脊二侧纵贯头尾（伪品另类），背鳞二侧有2~4行背鳞在鳞的中央突起连为纵行凸起的棱线，俗称“起棱”2~4行（伪品另类）。鼻间鳞为吻鳞直后方的鳞片，位于左右鼻鳞之间。颊鳞为介于鼻鳞与眼前鳞之间的小鳞片。

乌梢蛇伪品　为游蛇科动物灰鼠蛇、黑眉锦蛇、王锦蛇、赤链蛇、中国水蛇、虎斑游蛇等十余种及眼镜蛇科动物金环蛇、银环蛇等含神经毒素的毒蛇的除去内脏的干燥蛇体。从头鳞可以筛去毒蛇，从颊鳞可以筛出灰鼠蛇、滑鼠蛇（均多于1个），从背鳞起棱有无、多少可以分出不起鳞的灰鼠蛇、滑鼠蛇、中国水蛇、金环蛇、银环蛇等；全部起棱的如王锦蛇、赤链蛇、虎斑游蛇、赤链蛇，二条黑线即二条鳞黑色呈带状从头部直通尾部这一特征是伪品没有的。伪品的个体特征尚有：赤链蛇头腹缘呈红色斑纹；王锦蛇头部具“王”字形斑纹；黑眉锦蛇头部二侧各有一条黑色的眉线纹理；金环蛇、银环蛇背鳞扩大至六角状。

老中药师孙德海将乌梢蛇性状鉴别特征总结为如下歌谣：

加工乌蛇圆盘状，身披菱鳞黑衣裳，
无衣头尾皮鳞见，肌肉黄白尾细长，
眼大不陷有光泽，前后眼鳞各一双，
鼻间鳞二颊鳞一，背鳞起棱二四行，
身贯黑线有二条，腹鳞除外数八双，
背部高耸屋脊样，祛风活络镇惊强。
假品乌蛇数多种，水蛇赤链形异常，
黑眉锦蛇王锦蛇，虎斑游蛇均伪装。

金钱白花蛇

金钱白花蛇为眼镜蛇科动物银环蛇的幼蛇除去内脏的干燥全体。其主要性状特征为：呈圆盘状，头在中央，尾常纳于口中，盘的直径达3cm。蛇盘呈黑褐色至黑色，鼻孔自二侧开，尾部细长。有宽1~2个鳞片的白色环带27~60个，盘成古圆钱币样，故名金钱白花蛇。背鳞通身1行，一条突起的棱脊，脊鳞鳞片较大，呈类六角形，腹鳞黄白色，稍大，尾下鳞单行。功效与蕲蛇相似，但更佳。

金钱白花蛇伪品　为同科动物金环蛇的剖腹蛇体。也有与其他游蛇科动物如中国水蛇等蛇头拼接，细察可以发现很多蛛丝马迹，如头身相离有断痕，有的头部的鼻间鳞仅一个，而不是2个，如中国水蛇；有的体鳞如背鳞不扩大，也不成六角形，尾下不是单行而是双行，如赤链蛇、白环蛇；白环数大于62

环者且呈黄棕色的为赤链蛇；环呈金黄色，在22~33环，宽3~4鳞者为金环蛇；如环数小于20环者且为白环的为白环蛇。凡腹鳞尾部呈双行者均为假冒品，甚至用白漆涂成白环，可用有机溶剂洗脱就可显原形。

老中药师孙德海将金钱白花蛇性状鉴别特征总结为如下歌谣：

金钱白花银环蛇，环多黑白盘如钱，
脊棱突起鳞细密，腹鳞稍大功同前，
假品充真慎细辨，头身相离腹无点，
或见多过六二环，腹鳞尾部双行列。
忘义黑白油漆变，依法查处莫等闲。

麝香

麝香来源于鹿科动物林麝、马麝、原麝成熟的雄体香囊中的分泌物。商品有毛壳麝香（整麝香）和麝香仁。麝香仁又分为当门子香、常见香、泥香和硬结香四种。

1. 毛壳麝香

呈囊状球形，扁圆形，直径3~7cm，厚2~4cm。开口的一面皮呈革质，棕褐色，密生灰白色的短毛，由二侧围绕中心面有序排列。中央有一小囊孔，直径3mm，另一面（背面）呈棕褐色，略带紫色的皮膜，或显肌肉纤维，略有弹性（习称和尚头）。剖开后可见中层皮膜，呈棕褐色，半透明状，内层皮膜棕色，习称“银皮”，其内包含颗粒状及粉末状的麝香仁、少量细毛及脱落的银皮。香气浓烈。

毛壳麝香伪品　属人工伪造，用动物麝的皮毛和填充物造伪。主要特点：开口的一面密被粗长毛，很不规则，手指摸探开口有顶指感（缝制的开口，皮干后不平整所致），和尚头的一面有毛孔痕迹，甚至看到断毛根附于表面（该面应在体内，不可能见有毛断根），剖开囊壳或用探针取出内容物，为粗糙颗粒，色泽多样，无油润感，显微观察发现动植物组织特征。

2. 麝香仁

（1）当门子香　为香囊内呈不规则圆形或颗粒状者，表面呈紫黑色，微有麻纹，油润，光亮，断面棕黄色，有少量皮膜和细毛。

（2）常见香　有囊内的当门子和粉末状组成的俗称“黄香黑籽”。多呈棕黑色或紫黑色，表面不平，显油性，微有光泽，有少量皮膜和细毛。

（3）泥香　呈泥状，无散香与当门子之分，表面深棕色，有少量皮膜和细毛。

（4）硬结香　呈一块或数个大小不等的团块，质干硬，无弹性，表面棕黑色、黑色，多附细晶和银皮。

3. 劣质麝香

其特点为人为掺杂各类异物，其中有动植物及其矿物的粉末。常发现动物组织有肝脏、奶渣、肌肉、蛋黄、血块，植物制品有大豆、锁阳、地黄及海金沙，矿物如雄黄、赤石脂。这些掺杂物在显微镜下都能加以区别。主要特征如下：

（1）动物组织　肌纤维多破碎，散或数条相连，具纵横向纹理，或为不规则团块，表面有不规则纹理或为均匀分散的卵黄团块。通过颜色结合判断。

（2）植物组织　如各种不同类型的导管、淀粉粒，种皮栅栏细胞、纤维或晶纤维。有时可见四面体或三角状椎体植物孢子。

（3）矿物颗粒　多呈块状、片状、多面体、透明或半透明、黄棕色等特征，而正品在镜下为无数不定型颗粒状物结成的团块，透明或半透明，边缘不整齐，淡黄至棕红色，多呈堆叠状，其中包埋或散在众多方形、柱形、八面体或不规则结晶体，可见油滴、细胞和银皮。

老中药师孙德海将麝香性状鉴别特征总结为如下歌谣：

毛壳麝香囊状球，背面棕褐和尚头，
正面灰白短毛多，四周毛绕中心口。
内层皮膜曰银皮，中层皮膜半明透，
囊内粒粉麝香仁，香仁品质松润柔。
当门颗粒不规则，紫黑光亮且润油，
粉状棕褐色皮膜，特异香气浓烈优。
麝香辛温功开窍，止痛增补白血球。
商品时见掺伪香，蛋黄肌酐砂石多，
锁阳儿茶桂皮粉，淀粉铅铁血粪球。
毛壳麝香有伪造，毛粗且长察剪修，
口处顶指不平整，光头无毛毛囊求。

鹿茸、鹿角、鹿角胶与鹿角霜

1. 鹿茸

鹿茸为鹿科梅花鹿、马鹿的雄鹿未骨化密生茸毛的幼角，前者称花鹿茸

（黄毛茸），后者称马鹿茸（青毛茸）。按采收季节分头茬茸（清明后采）、二茬茸（头茬后50~60天）、三茬茸（大约7月中旬），均为锯茸。另一种为砍茸（连脑皮壳锯下的）。性温，味甘、咸。具有温补肾阳，补养精血的功效。

花鹿茸

（1）锯茸

二杠茸　主枝上有一个侧枝，呈圆柱形，主枝长17~20cm，侧枝长9~15cm，锯口径4~5cm，枝顶钝圆，侧枝略细，外皮红棕或棕色、分布黄色或棕黄色细毛茸，下部疏。锯口面黄白色，有蜂窝状细孔，体轻。

三岔茸　主枝上生2个侧枝者，主枝长23~33cm，略呈方形，略扁，分枝较长，先端略尖。下部有纵棱线及突起小疙瘩，皮红黄色，茸毛稀而粗。

二茬茸（再生茸）　与头茬茸相近似，但主枝不圆，上细下粗，有纵棱筋，毛粗糙，锯口外围多已骨化，体较重。气微腥，味微咸。

（2）砍茸

为带头骨的茸。茸形与锯茸一致，唯茸后段有一对弧形骨分列二旁，习称“虎牙”。角基附脑骨和脑皮，密生茸毛。

马鹿茸

也有锯茸、砍茸，形状与花鹿茸近似，较粗大，分枝多。主枝长侧枝1个称为“单门”（花鹿茸为二杠），两个侧枝为莲花，三岔四岔类推。气微腥，味微咸。按产地不同分为以下两种：

（1）东马鹿茸

主枝长25~33cm，外皮灰黑色，毛茸青灰色，下部有纵棱，习称东马鹿茸。皮红黄色，茸毛稀而粗。

（2）西马鹿茸

主枝长30~100cm，表面有棱，干瘪，分枝长，毛茸灰色粗长，锯口色深，现骨质。

2. 鹿角

鹿角为鹿科梅花鹿、马鹿的雄鹿已长成骨化的角。前者称为花鹿角，后者称为马鹿角。鹿角有退角（自然脱落的角）和砍角二种。性温，味咸。具有温补肾阳，活血消肿的功效。

（1）花鹿角　呈分枝状，有三岔、四岔，长30~50cm，直径3cm，侧枝向两侧伸展，基部具盘状突起，习称“珍珠盘”。表面红棕色，无毛，有光泽，具疣状突起（习称“骨钉”）及棱纹，质坚硬，断面周围白色，中央灰色，具蜂窝状细孔。气无，味微咸。

（2）马鹿角　外形与花鹿角相似，但分叉多，有4~6岔。较长50~90cm，主枝直径3~6cm。表面灰棕色、灰黄，突起不明显，断面外围白色层厚，骨质，中央灰黑色，具蜂窝状粗孔。气无，味微咸。

（3）混用品　多常用动物驼鹿和驯鹿的骨化角，也有梅花鹿和马鹿锯茸后退下的基盘，习称“鹿角花盘”。

驼鹿角　主枝伸展呈掌状，上有3~6个弯尖，侧枝有时分为两小枝，角表面粗糙。

驯鹿角　驯鹿雌雄均有角，雌鹿角较小。角分枝不多，各枝分岔多少不一。

以上二种角，因正品产量小而代用，疗效上能否取代尚需进一步论证和研讨。

3. 鹿角胶

鹿角胶为用鹿角熬制成的胶。呈黄棕色或红棕色，半透明，上部有黄白色的泡沫层，质脆易碎，断面光亮。性平，味甘。具有补肾阳，补血止血的功效。

4. 鹿角霜

鹿角霜为熬制鹿角胶剩余的角渣。呈圆柱形或不规则的块状，表面灰白色，显粉性。常见纵棱，质轻而酥。断面外层较致密，白色至灰白色，内层具蜂窝状小孔，有吸湿性。性温，味咸。具有益肾阳，收涩的功效。

老中药师孙德海将鹿茸、鹿角、鹿角胶与鹿角霜性状鉴别特征总结为如下歌谣：

鹿茸

雄鹿幼角名鹿茸，规格相异功相同，
生精补髓益肾阳，强筋健骨请君用。
梅花鹿茸花鹿茸，枝长侧短二杠茸，
枝顶圆钝侧枝细，皮色毛茸黄红棕；
两个侧枝三岔茸，主枝较长略呈弓，
分枝亦长端略尖，毛茸较细皮黄红；
头茬二茬再生茸，毛粗纵棱体稍重；
砍茸带头见脑骨，一对形态与前同。
马鹿幼角马鹿茸，皮毛青灰无红棕。

枝多粗大显骨质，单门莲花与茬茸。
精制茸片有假冒，片薄透明易混充，
理化鉴定真假伪，配方请君防伪充。

鹿角

鹿角无毛已骨化，枝曲侧展三四岔，
特点骨钉珍珠盘，红棕坚硬是梅花。
马鹿灰棕四六岔，骨质较厚粗长大。
温肾行血消肿夸，驼鹿驯鹿易混它。

鹿角胶

鹿角加水煮煎熬，浓缩制成固体胶。
黄棕透明质脆碎，光亮补血益精好。

鹿角霜

角渣圆柱或块状，灰白粉性鹿角霜。
断面蜂窝且吸湿，活血消肿益肾阳。

牛黄与人工牛黄

1. 牛黄

牛黄为牛科黄牛的胆囊、胆管或肝管中结石，均称牛黄。习称天然牛黄。商品上把胆囊结石称为“卵黄”，把胆管或肝管中的结石称为“管黄”。味苦、甘，性凉；具有清心定惊，豁痰开窍，清热解毒的功效。

（1）卵黄　呈卵形、不规则形、球形、方圆形、三角形等。直径0.6~3.3cm，表面金黄色至棕黄色，细腻而稍有光泽。有的结石表面挂有一层黑色光亮的薄膜，称为“乌金衣”。有的粗糙，具裂纹，质松脆，易碎，断面黄色，有排列整齐的同心层环。气清香，味苦而后微甜，入口有清凉感，嚼之不粘牙。其水溶液使指甲染黄，习称“挂甲”。

（2）管黄　呈管状，表面不平，有横曲纹或破碎的小片，长3cm，直径1~1.3cm。红棕色至棕褐色，断面有较小的层纹，有的中空，色深。

牛黄显微鉴别：在显微镜下可见棕黄色颗粒及大小不等的方形结晶体。理化鉴别可观察到胆酸和胆红素试验阳性反应。

2. 人工牛黄

人工牛黄为人工采用牛、羊、猪的胆汁中物质成分配制而成。多呈粉性，显浅棕黄色，质松轻，气微，清香，味微甜而苦，入口无清凉感，能“挂甲”。

含猪、牛、羊的胆酸、胆红素及无机盐类，并用大量淀粉稀释而成，故人工牛黄在显微镜下充满淀粉粒。具有解热、抗惊厥、祛痰、抑菌作用。

3. 假牛黄

商品中曾发现采用黄连、大黄、姜黄等粉末加蛋清、蛋黄与牛等动物胆汁混合制成的假冒牛黄。显微镜下可见大量植物粉末特征。尚有用骆驼结石、熊胆结石冒充牛黄者，但均无正品的显微特征。

老中药师孙德海将牛黄、人工牛黄与假牛黄性状鉴别特征总结为如下歌谣：

牛黄

黄牛胆囊生牛黄，体轻质脆断面黄，
外挂一层乌金衣，同心层纹气清香，
先苦后甜入口凉，水液挂甲称蛋黄。
胆肝管中称管黄，红棕有纹似管状。
清心开窍苦甘凉，定惊解毒用牛黄。

人工牛黄

人工牛黄呈粉状，轻松挂甲色金黄，
清香略腥无凉感，解毒祛痰淀粉藏。

假牛黄

天然牛黄名稀贵，尚见假品骆驼黄，
熊胆结石或伪装，性状显微均异常。

海马

海马为海龙科动物线纹海马、刺海马、大海马、三斑海马或小海马（海蛆）的干燥体。现将其性状鉴别特征分述如下。

（1）线纹海马　扁长形，长约 30cm，黄白色，体有瓦楞形节纹，有短棘。头似马头，有管状长吻，无牙，两眼深陷且大，躯干部分七棱形，尾部四棱形，渐细向内卷曲，习称“马头、蛇尾、瓦楞身”。体轻骨质，坚硬，微腥，味咸。

（2）刺海马　体长 15~20cm，黄白色，头部以及体上环节间的棘细而尖。

（3）大海马　体较长，近 20~30cm，腹部宽 2~2.5cm，深棕褐色。

（4）三斑海马　体长 10~18cm，吻管短，不到头长一半，黄褐或黑褐色，体侧背 1、4、7 节处的短棘基部各有一黑斑。

（5）小海马　又名海蛆，形体相较其他海马小，只有 7~10cm。节纹和短棘都小，黑褐色。

老中药师孙德海将海马性状鉴别特征总结为如下歌谣：

马头蛇尾瓦楞身，体轻骨质质坚硬，

线纹三斑刺海马，壮阳散结又温肾。

海龙

海龙为海龙科动物刁海龙、拟海龙或尖海龙的干燥体。现将其性状鉴别特征分述如下。

（1）刁海龙　体型狭长侧扁。躯干五棱形，尾部前方六棱，后方渐细四棱形，尾端卷曲，头部与躯干成一钝角，吻长，略大于头长的一半。体长30~50cm，躯宽3cm左右，表面黄白或灰褐色，背棱二侧各有一列灰褐色斑点状色带，体被具花纹的骨环及横纹，背鳍较长，胸鳍宽短，无尾鳍。体轻，骨质坚硬，微腥咸。

（2）拟海龙　体型平扁，细长呈鞭状。头部与躯干成一线，体长20cm左右，躯干宽2cm，略呈四棱形，无尾鳍。

（3）尖海龙　又名小海龙，体小，七棱，长8~13cm，细长吻，尾长为躯干的2倍，尾鳍长。

集市上常用粗吻海龙冒充海龙使用，粗吻海龙在药材标准中尚未收载，部分地区虽有应用，也是注明粗吻海龙方可处方付此品种。其特征如下：体型长圆柱形，躯干七棱形，体长小于30cm，尾长为躯干的2倍，吻粗短，有尾鳍，短小。

老中药师孙德海将海龙性状鉴别特征总结为如下歌谣：

狭长侧扁刁海龙，管状长吻尾端弓，

体轻骨质质坚硬，灰黑色带两侧同；

细长鞭状拟海龙，头与体轴一线同，

躯干略呈四棱形，温肾壮阳又消肿。

粗吻海龙小海龙，广东山东苏有充，

吻短细长均管状，躯干七棱尾长重。

哈蟆油

1. 哈蟆油

哈蟆油为蛙科动物中国林蛙和吉林蛙雌蛙的干燥输卵管，习称蛤士蟆油。

本品呈不规则的块状，长1.5~3cm，凹凸不平，弯曲重叠。表面黄白色，陈久者显棕红色。有脂肪样光泽，半透明，手摸时有滑腻感，遇水膨胀至10~15倍，气特殊，味甘，嚼之黏滑。本品为滋补强壮品，具有补肾益精，滋阴润肺的功效，用于体虚，病后失调，身乏，心悸，失眠，盗汗，痨咳等。

2. 哈蟆油伪品

有用蛙科动物黑斑蛙、泽蛙，蟾蜍科中华大蟾蜍的雌性体内的输卵管伪充；还有用鳕鱼科明太鱼的精巢及蛙类动物的肌肉及琼脂、蛋白胨、土豆、甘薯泥进行加工伪制而成。此类伪品经水浸泡，膨胀程度均不及正品，多在10倍以下。管径粗细不一，而正品基本一致。中华大蟾蜍的输卵管呈肠样串状团块（正品团块背面呈弧形隆起而腹面凹），用人工伪制者，膨胀更小，受热即散，易于与正品相区别。似油并非油，块状且肥厚。

老中药师孙德海将哈蟆油性状鉴别特征总结为如下歌谣：

光泽脂肪样，色白无皮膜，
遇水即膨胀，最少十倍多，
手摸滑腻感，甘平强滋补。

玳瑁

玳瑁为海龟科动物玳瑁的背甲。本品呈长方形或菱形板片状。背甲中间有隆起的棱脊。本品长8~24cm，宽8~17cm，中轴较厚，对光呈半透明状，有暗褐色与乳黄色相间形成的不规则斑状纹，边缘薄如刃状，并有平行层纹理。内表面显现纵横交错的白色条纹，形如排列成彩云样图案。燃之不仅有羽毛臭，而且有爆鸣声，闪光，不冒火焰。本品具有清热解毒，镇心安神的功效，临床用于热病神昏，惊风抽搐。

老中药师孙德海将玳瑁性状鉴别特征总结为如下歌谣：

玳瑁长方菱板片，背甲中间起脊棱。
表面光滑半透明，二色相间斑状纹。
边缘如刃平行纹，纵横交错云彩生。
燃之即生羽毛臭，闪光无焰爆鸣声。
清热解毒治热病，定惊镇心又安神。

穿山甲

穿山甲为鲮鲤科动物穿山甲的鳞甲。本品呈扇面形、盾形、三角形、菱形及扁平片状或半折合状，为动物体不同部位之故。长宽各为0.7~5cm，外表呈黑褐色或黄褐色，有光泽，较宽端有数十条排列整齐的纵纹和数条横线纹，较窄的一端光滑。内表面色较浅，内表面中部有一条明显突起的弓形横向棱线，下方有数条与棱线平行的线纹。角质，坚韧有弹性，半透明，难折断。气微，味淡。

劣质穿山甲为在穿山甲中人为掺杂制成。不论生品还是炮制品都曾有发现非法增重，多用胶、泥沙、食盐和其他金属盐设法粘住生品或渗入炮制品体内而达到增重目的。不仅影响疗效，而且还危害人体健康，必须依法打击。

穿山甲现为国家野生保护动物，已经禁止捕杀。

老中药师孙德海将穿山甲性状鉴别特征总结为如下歌谣：

山甲鳞甲各不同，形态大小数多种。
似扇似盾三角等，黑黄褐色光泽同。
宽端纵纹整齐列，横向线纹数条从。
窄端光滑色也浅，中央起棱曲如弓。
平行线纹依棱从，坚韧角质性同功。
劣质山甲数种种，生炮均能增体重。
污我衣衫毁我容，渗入体内金属充，
胶盐泥沙各不同，请君细察把法用。

阿胶

1. 阿胶

阿胶为马科动物驴的皮经煎熬、浓缩制成的干燥胶块，呈长方形或方形胶块，黑褐色，有光泽，对光透视呈琥珀色半透明状，质硬脆，断面光亮，气微，味微甘。性味甘平，具有滋阴润燥，补血，止血的功效。

2. 新阿胶

新阿胶为猪皮熬制而成的胶块，呈方块状，表面棕褐色，对光透视不透明，断面不光亮，在热水中加热熔化，其液面有一层脂肪油，有皮肉汤味。

3. 伪劣品

以杂皮熬制而成，其中以杂皮混入驴皮内熬制而成的为劣质阿胶。表面黑褐色至棕褐色，对光照视半透明或不透明，但质硬而不脆，易发软，久置黏合，水熔化后腥臭气味浓，且具豆油气。

老中药师孙德海将阿胶性状鉴别特征总结为如下歌谣：

马科驴皮熬成胶，长方黑褐光泽好，
断面光亮无腥气，补血滋阴且润燥；
临床有用新阿胶，方块棕褐色欠好，
对光照视不透明，热熔皮肉汤味晓；
杂皮冲入劣阿胶，质硬不脆腥气跑，
容易发软且黏合，假劣当纠法不饶。

蛤蚧

1. 蛤蚧

蛤蚧为壁虎科动物蛤蚧的剖腹除去内脏的干燥全体。呈扁片状，头颈及躯干长 9~18cm，尾长 6~14cm。吻端圆凸，吻鳞与鼻鳞相连，口内无大牙，通身被覆细小鳞，其间杂以较大疣鳞，前后间隔缀连呈 10~12 纵行，腹部鳞片较大，背部灰黑色或银灰色，黄白或灰绿色斑点散在或成不显著的斑纹，骨和肋骨突起，四肢足平展，除指、趾外，均具小爪，有蹼、指趾膨大成吸盘，尾部坚实，微显骨节与背部色同，有 6~7 个银灰色环纹，气腥，味微咸。具有补肾益肺，定喘，助阳的功效。

2. 蛤蚧伪品

（1）多疣壁虎　与蛤蚧同科，唯身短小于 20cm，且背疣鳞不规则，俗称小蛤蚧。

（2）喜山鬣蜥　为鬣蜥科，俗称西藏蛤蚧，尾长大于体长，具五扑，指趾长。

（3）蜡皮蜥　为鬣蜥科，俗称红点蛤蚧，尾长等于体长 2 倍，体上布橘红色圆形斑点。

老中药师孙德海将蛤蚧性状鉴别特征总结为如下歌谣：

爬行蛤蚧壁虎科，体尾等长腹已剖，
全体扁平肢顺直，大鳞突起形似疣，
蛤蚧身鳞有两种，大鳞镶嵌细鳞中，
散点斑纹黄绿色，五趾四爪指趾肿，
本品味咸性微温，补肺益肾定喘功。
假冒蛤蚧有多种，多疣壁虎易伪充；
喜山鬣蜥蜡皮蜥，身短尾长斑橘红。

蟾酥与干蟾蜍

1. 蟾酥

蟾酥为蟾蜍科中华大蟾蜍、黑框蟾蜍的身后腺内的白色浆液经加工而得，其中纯浆入圆模中的干燥体为团蟾酥，如果纯浆置玻璃板上干燥的较薄的干燥品称为片蟾酥。

（1）团蟾酥　呈扁圆形块饼状，直径3~7cm，厚约5mm，表面平滑，显茶棕色、紫黑色或紫红色。质坚硬，不易折断，断面光亮，胶质状。气微腥，味麻辣。蟾酥粉末嗅之作嚏通窍。遇水即泛出白色乳状液。

（2）片蟾酥　呈不规则片状，厚约2mm，一面光滑，一面粗糙，质脆，易折断，均以色红棕，角质样，半透明，有光泽者为佳。

常用理化鉴别方法有：蟾酥在显微镜下（水片）加碘试液可检出淀粉为掺伪掺杂；蟾酥在浓硫酸片中初见龟裂纹，久置溶解消失；蟾酥在化学试剂下有吲哚类化合物反应和甾醇反应。蟾酥为毒性中药，具有解毒消肿，止痛的功效。

2. 干蟾蜍（干蟾皮）

干蟾蜍为蟾蜍去内脏干燥体，呈扁平状，全身极显粗糙（为其毒腺所致），灰褐色，内表面灰棕色，耳后毒腺长大明显，四肢平展或微曲，脊椎突出成内凹，边缘内卷。味甘、辛，性凉，有小毒，具有消肿解毒，止痛利尿的功效。商品中尚有以蟾蜍的外皮干燥后作干蟾皮用，其特征与干蟾蜍外表面特征相同，其毒性远大于干蟾蜍，其用量仅为1~3g，临床上务必注意使用名称及用法用量。

老中药师孙德海将蟾酥与干蟾蜍性状鉴别特征总结为如下歌谣：

蟾蜍

扁圆块饼团蟾酥，茶棕紫褐难折固。
断面光亮胶质状，遇水白色乳浆鼓。
二毫薄片片蟾酥，红棕质脆不牢固。
甘温有毒嗅通窍，解毒消肿痛可除。

干蟾蜍

干蟾中华大蟾蜍，外形如蛙皮极粗，
两侧长大耳后腺，甘凉利尿功似酥。

珍珠与珍珠母

1. 珍珠

珍珠为珍珠贝科动物马氏珍珠贝或蚌科三角帆蚌、褶纹冠蚌等双壳类动物受刺激而形成。珍珠性味甘寒，具有安神定惊，清热滋阴，明目，解毒，生肌的功效。珍珠有天然珍珠和人工养殖珍珠，呈类球形、卵圆形、长圆形或棒形，直径1.5~8mm，大小不一。表面类白色、粉红色、浅黄绿色或浅蓝色，半透明，平滑，有的有凹凸，具特有的彩色光泽，质地坚硬，剖开断面可见层纹，无臭，味淡。

珍珠粉　类白色，镜下观察呈不规则的碎块，半透明，有光泽，表面现颗粒性，有的可见细密的弧形纹理。在紫外光灯下，可见浅蓝紫色（天然珍珠）或亮黄绿色（养殖珍珠）荧光，通常环周部分较明亮。

2. 伪品

（1）珍珠伪品　系人工制成，假冒天然品颗粒，本品珠光层为有毒的铅类化合物，珠核在荧光下显褐色，少有黄绿色荧光，珠光层可被丙酮洗脱，层纹无同心环状，无彩光，而真品呈浅蓝色荧光（天然品），呈亮黄绿色荧光者为养殖珍珠。

（2）珍珠粉伪品　系采用珍珠母加工而成，化学成分虽相同，但含量仅为正品珍珠的1/3（尤其是氨基酸含量），临床使用时必须仔细鉴别，验明正身。

3. 珍珠母

珍珠母系产珍珠动物的贝壳经煅烧之松脆成性即成，动物来源与药材珍珠相同。本品为不规则的片块状，习称珠光层，另一面平滑，乳白色，有光泽，有小凹圆点，质松脆，可层层剥离。无臭，无味。生品显类白色荧光。具有平肝潜阳，定惊的功效。

老中药师孙德海将珍珠与珍珠母性状鉴别特征总结为如下歌谣：

珍珠

珍珠类球卵长圆，表面类白质地坚，
彩色光泽半透明，平滑剖面层纹显。
安神定惊且明目，生肌收口甘寒咸。
清热益阴又解毒，察伪辨真莫等闲。

珍珠母

珍珠母呈片块状，浅粉红色有珠光，
层层剥离松脆样，生品灯下显荧光。

土鳖虫

1. 土鳖虫

土鳖虫又名地鳖虫、䗪虫。本品为鳖蠊科昆虫地鳖、冀地鳖的雌虫虫体，前者扁平卵圆形，后者扁平卵形，药用雌虫虫体，雄性有翅。虫体头小，生一对丝状触角，胸背板发达盖住头部，腹背板 9 节，呈覆瓦状排列，腹部有横环节纹。质松脆，气腥，味微咸。

2. 金边地鳖

金边地鳖为鳖蠊科昆虫东方后片蠊虫体，呈长椭圆形，背部黑棕色，腹部红棕色，前胸背板前缘有一条黄色似金镶边，故名。

3. 潜龙虱

潜龙虱为鳖蠊科昆虫潜龙虱虫体，呈扁卵圆形，背有黑色硬翅二片，盖着薄而透明的鞘翅，长生于水中。

4. 劣质地鳖

家养地鳖虫在采收加工之前，为使之体重增加，先用食饵强喂，食料可能含重金属物质，需经鉴定后排除。其特点为：虫体饱满，体实而重，剖腹可见白色石灰质样物质等情况。

老中药师孙德海将土鳖虫性状鉴别特征总结为如下歌谣：

扁平卵圆土鳖虫，背部紫褐腹红棕。
光泽无翅用雌虫，虫体可见头腹胸。
背腹环节相依从，味咸气腥质脆松。
金边地鳖潜龙虱，古今有冒不可用。

龟甲（龟板）

龟甲为龟科动物乌龟的腹甲及背甲，其中乌龟的腹甲称为龟板。龟板略呈板片状，长方椭圆形，肋鳞板附于两侧，略呈翼状。长 10~20cm，宽 7~10cm，厚约 5mm。外表面黄棕色至棕色，有时具紫棕色纹理，内表面黄白色至灰白色。背板由 12 块腹鳞甲对称嵌合而成，鳞甲间呈锯齿状嵌合，前端较宽略呈圆形或截形，后端较狭且内陷，呈V形缺刻，两侧的肋板由4对肋鳞甲合成，在其两端往往留有一块残缺绿鳞甲。表面光滑，外皮尚存，有时略带血痕（血板），或无光泽，皮已脱落（汤板）。质坚硬。断面外缘为牙白色，坚实，内为乳白色或肉红色，有孔隙。气腥，味微咸。

老中药师孙德海将龟甲性状鉴别特征总结为如下歌谣：

乌龟腹甲称龟板，鳞甲十二相合嵌。
前端平截后端缺，肋鳞翼状向上弯。
外表黄棕内黄白，质硬骨质微腥咸。
味甘且咸性微寒，滋阴潜阳骨肾安。

燕窝

1. 燕窝

燕窝为雨燕科动物金丝燕及多种同属燕类用唾液与绒羽等混合凝结所筑成的巢窝。燕窝因采集时间不同可分为白燕、毛燕、血燕三种。主含氨基酸。本品形似小船，凹窝状半月形。无色透明，角质，边缘平整，光泽。表面及断面具细密的平行纹理，呈放射状或弧形。解剖镜下多呈条丝状。边缘整齐，断面细腻，呈角质样光泽。有的可见红色血丝样条状纹理，内夹绒毛。遇水逐渐膨胀，数倍。灼烧有轻微迸裂、熔化、发泡，无烟，有毛臭。

2. 燕窝伪品

多为人工伪造，采用动物皮（猪皮等）、银耳、琼脂等伪制成金燕牌、海燕牌燕窝进入市场。主要区别在外形较粗糙如砂，松脆，入水松散或不膨胀，加热即熔。色泽较黄。解剖镜下纹理不自然，不整齐，显浅黄色，光泽差。灼烧时迸裂有火星，黑烟，并有焦臭味。

老中药师孙德海将燕窝性状鉴别特征总结为如下歌谣：

燕窝似船半月形，无色透明光泽现。
表面断面细密纹，如络似网有毛见。
入水渐膨数倍多，灼烧发泡应无烟。

蝉蜕

蝉蜕为蝉科昆虫黑蚱的若虫羽化时脱落的皮壳，又名蝉退、蝉衣、蝉壳、蚱蟟皮、知了皮。

老中药师孙德海将蝉蜕性状鉴别特征总结为如下歌谣：

知了若虫羽化时，皮壳脱下名蝉衣。
头部横生两眼突①，胸部翅芽两侧依②。
腹部有足成三对③，腹满曲纹九节稀④。
黄棕光泽半透明⑤，中空味淡体脆轻⑥。
散风除热解痉用，透疹利咽音哑灵。

凤凰衣

凤凰衣为雉科动物家鸡孵过小鸡的蛋壳的内膜，又名鸡卵中白皮、鸡子白皮、凤凰退、鸡蛋膜衣、鸡蛋衣。

老中药师孙德海将凤凰衣性状鉴别特征总结为如下歌谣：

农家烘房孵小鸡，出鸡蛋壳取内皮⑦。
薄白如纸带血丝⑧，洗净干燥无臭气。
性凉微甘凤凰衣，养阴清肺善益气。
鸭鹅蛋皮曾伪充⑨，请君辨明应仔细。

蜂蜡、石蜡与虫白蜡

1. 蜂蜡

蜂蜡为蜜蜂科动物中华蜜蜂和意大利蜂蜂巢中的蜡质经精制而得。分为黄蜂蜡和白蜂蜡二种。黄蜂蜡为黄棕色或淡棕色的硬块，表面光滑，不透明或微透明，破碎面呈颗粒状。用手搓捏能软化，有蜜样香气，不溶于水，可溶于乙醚和氯仿，熔点 62~67℃。白蜂蜡为黄蜂蜡经再漂白的蜂蜡。本品药性甘温，具有收涩、生肌、止痛的功效。常为蜡丸原料或油膏剂基质。

---

① 两眼突：指蝉二眼略突出。
② 翅芽两侧依：指蝉的两侧有羽翅芽两对。
③ 腹部有足成三对：指蝉腹部面有足三对，均披黄棕色细毛。
④ 腹满曲纹数九节：指蝉腹部圆而丰满，有曲纹九节，尾部钝尖。
⑤ 黄棕光泽半透明：指蝉全体显黄棕色，半透明，且有光泽。
⑥ 体脆轻：指蝉衣全体质脆易碎。
⑦ 内皮：指鸡蛋壳内的干燥卵膜。
⑧ 薄白如纸带血丝：指鸡蛋卵膜壁薄，色泽白色，残留血丝痕迹。
⑨ 鸭鹅蛋皮曾伪充：市场调研曾有用鸭、鹅蛋壳内皮伪充凤凰衣，其内皮卵膜较鸡蛋卵膜厚而大，质重。

2. 石蜡

石蜡为石油或页岩油中提取的各种固体烃的混合物。呈无色或白色，半透明状，与蜂蜡极相似。不溶于水，易溶于乙醚和氯仿。但熔点 50~65℃（比蜂蜡熔点略低）。

3. 虫白蜡

虫白蜡为蜡蚧科昆虫白蜡虫的雄虫群栖于木犀科植物白蜡树或女贞树以及同属植物枝干上分泌的蜡质，经精制而得的蜡块。本品呈大的圆形厚的蜡块，商品多已碎成不规则的块状，大小不一，白色或微带黄色，不透明或略透明，表面平滑，有光泽，手摸有滑腻感。体轻，能浮于水面。质硬而稍脆，用手搓捏则粉碎。断面不平整呈针状结晶或小颗粒状。气微，味淡，不溶于水、乙醚和氯仿。可溶于苯和石油醚中，熔点 81~85℃。

老中药师孙德海将蜂蜡、石蜡与虫白蜡性状鉴别特征总结为如下歌谣：

蜂蜡

中意蜜蜂蜜蜂科①，蜂蜡取材蜜蜂窝。
提得蜂蜡分黄白，块状质硬光泽优。
搓捏软化蜜味有，水中不溶醚仿溶②，
熔点六二六七度，制剂原料很常用。

石蜡③

固体石蜡固体烃，比与蜂蜡极相同。
质硬色白半透明，熔点略低不相同。

虫白蜡

蜡蚧科虫白蜡虫，栖于女贞蜡树中④。
取其蜡质经精制，石油醚苯均可溶。
醚仿水中均不溶，熔点八一八五中。

① 中意蜜蜂：指中华蜜蜂和意大利蜂。
② 醚仿：指溶剂乙醚和氯仿。
③ 石蜡：属矿蜡，有固态和液态二种，本品为固态烃组成的石蜡。
④ 蜡树：即白蜡树，与女贞同为木犀科的二种乔木。

第七节 矿物类及其他类中药经验鉴别

滑石粉

滑石粉易与大白粉、熟石膏粉混淆，三者均为洁白色的矿石细粉。但滑石粉用手指拿试有滑润感（光滑感），手伸进滑石袋内有冰凉感，后两者均无光滑感。加水调和后观察，滑石粉用水调成糊状，干燥后用手捻搓仍为细粉，仍有光滑感，无凝结性。大白粉用水调成糊干后变硬，顶手，有凝结性，熟石膏粉用水调成糊后很快凝结为固体，不能复原。

硝石

硝石为主含硝酸钾的矿物经加工炼制而成。本品为无色透明六角斜方形的柱状晶体，因含杂质的多少颜色有变化。天然产者常为针状或为毛发状的集合体。条痕白色，微透明，表面呈玻璃样光泽。质脆，硬度 2，比重 2.1~2.2。无臭，味咸且凉。本品易溶于水，有钾离子和硝酸根的化学反应。本品有毒，有破坚散结，利尿泻下，解毒消肿的功效。

老中药师孙德海将硝石性状鉴别特征总结为如下歌谣：

六角斜方柱状晶，条痕白色微透明，
质脆光泽玻璃样，硬度比重水二倍，
又名火硝硝酸钾，解毒消肿又散结。

芒硝与玄明粉

芒硝为天然产的芒硝（主含含水硫酸钠）经加工精制而成。天然芒硝俗称“皮硝”，精制后得到的结晶中粗制品为朴硝，结晶较好且表面有芒者称为芒硝，性状如冰柱者称牙硝。

1. 芒硝

芒硝呈棱柱状、长方形或不规则的结晶，大小不一，无色透明。暴露在空气中易形成一层白色粉末（风化形成了白色的无水硫酸钠粉末）。通常呈致密粒状结合体，有玻璃样光泽，质脆易碎，硬度 1.5~2，比重 1.48。条痕白色。无臭，味苦、咸。本品在火焰中燃烧呈黄色火焰。干燥品含硫酸钠不少于 99%。本品药性咸寒，具有清热解毒，软坚泻下的功效。

2. 玄明粉

玄明粉为取芒硝精制后的结晶置通风处风化而得的粉末，其成分为无水硫酸钠。本品呈白色颗粒结晶粉末，无臭，味苦、咸。除具芒硝功用外，尚可用于目赤、咽喉肿痛、口疮等。

3. 朴硝、皮硝

因含杂质较多，色泽较深，为土黄色或棕褐色结晶体，水分充足，手摸如抓水中的沙石感。

土硝为含水硫酸钠的天然矿产物；土硝经水煮、浓缩、冷却得到的粗结晶称为皮硝；将皮硝继续依上法精制所得产物称为朴硝；将朴硝与萝卜共煮，取滤液置适宜容器内冷却，其结晶产物称为芒硝；芒硝经风化失水则称为玄明粉或元明粉。可见皮硝、朴硝、芒硝、玄明粉，因含杂质、水分和风化而作用不同。临床上应区别使用，不可互相代用。

老中药师孙德海将芒硝与玄明粉性状鉴别特征总结为如下歌谣：

芒硝

芒硝系用朴硝提，致密粒状集合体，
无色透明痕白色，易碎光泽似玻璃，
主含含水硫酸钠，火中燃烧黄色焰，
苦寒断面贝壳状，清热泻下又软坚。

玄明粉

芒硝失水玄明粉，性状干粉白色分，
专治目赤疮咽肿，配方请君须细审。

西瓜霜

西瓜霜系用朴硝拌和西瓜皮（按 1.5∶10 的比例），然后同置于无釉瓦罐内封口，吊悬于通风处，数日后，罐外表面出现白色粉霜，扫下收集而得西瓜霜。西瓜霜与玄明粉外形很相似，其主要区别在于制法不同。本品药性咸寒，具有清火消肿的功效，用于咽喉肿痛、口舌生疮、牙疳、乳蛾等治疗。

老中药师孙德海将西瓜霜性状鉴别特征总结为如下歌谣：

有盖瓦罐好制霜，西瓜皮硝里面藏。
置于阴凉通风处，数日罐外吐满霜。
结晶白色粉末状，扫下即称西瓜霜。
咸寒清火消肿痛，咽喉口疮可吹上。

硫黄

硫黄为斜方晶系硫黄的矿石或含硫矿物经加工制得。主含硫，天然的升华硫习称“天生黄”。本品有毒，外用杀虫，内服能补火助阳。

1. 硫黄

硫黄呈不规则的块状，大小不一，显黄色或略呈黄绿色。表面不平坦，常有细孔。断口呈脂肪光泽，半透明，质脆易碎，硬度1~2，比重2.05~2.08。断面常呈针状结晶形，条痕白色或淡黄色，具特异的臭气，味淡。本品燃烧时易熔融，产生蓝色火焰，并散发出刺激性的二氧化硫臭蛋气味。

2. 天生黄

天生黄为天然升华硫，呈大小不等的片状或砂状结晶颗粒，黄绿色，微有光泽，质轻松脆，具硫黄特臭。

老中药师孙德海将硫黄性状鉴别特征总结为如下歌谣：

斜方晶系加工硫，大小不一块状求，
断面针状结晶形，火焰蓝色氧化硫，
断口光泽脂肪样，条痕白黄气异臭，
酸温有毒外杀虫，内服助阳又补火。

浮石与海浮石

1. 浮石

浮石为岩浆凝成的海绵状的岩石。海浮石为胞孔科动物脊突苔虫、瘤苔虫等的骨骼。浮石与海浮石性味功效不同，临床应区别使用。

2. 浮石伪品

伪品为海滨石灰华，系海水中溶解的碳酸钙等盐类围绕贝壳或其碎片、沙粒珠沉积而成块状，虽表面凹凸不平，但光滑，有空洞而无细孔，比重较大，曾有假冒浮石或海浮石使用，临床上需加以鉴别。

老中药师孙德海将浮石与海浮石性状鉴别特征总结为如下歌谣：

浮石

火山岩浆凝成团，入水不沉名浮石。
表面粗糙灰白色，断面疏松有光泽。
多孔结构海绵状，生煅饮片二规格。

清肺散结且软坚，写煅即付煅浮石。

海浮石

脊突苔虫胞孔科，骨骼块状似珊瑚。

稍呈扁圆灰黄色，叉状分枝织网状。

细孔密布内同样，清肺软坚把淋通。

击碎生用可付方，与前不同区别用。

紫石英

1. 紫石英

紫石英为等轴晶系氟石矿石（萤石），主含氟化钙。本品呈致密块状晶体、立方体、八面体、十二面体。通常以集合体形态，大小不一。表面浅绿色、浅紫色或紫黑色。具玻璃光泽，半透明，硬度为4，条痕白色，比重3.18。断面贝壳状。受热、强光均可改变颜色，煅烧后可变为无色。

《本草逢原》称紫石英“经火则毒，生研极细，水飞三次用”，含义有二：一为矿石硬度较低，易击碎；二为经煅产生毒性。说明作者对煅的炮制方法提出质疑，并提出水飞后使用的观点。

2. 紫色石英

紫色石英为三方晶系二氧化硅矿石，在四川、云南作紫石英用。本品呈致密块状晶，簇状集合体，具明显棱角。断面具油脂光泽，透明或半透明，硬度为7，断口贝壳状，不溶于酸（萤石可溶于浓硫酸）。此品仅在颁发地方标准区域内使用。

老中药师孙德海将紫石英性状鉴别特征总结为如下歌谣：

萤石氟石紫石英，等轴致密晶体状。

玻璃光泽条痕白，断面呈现贝壳状。

浅绿紫黑或紫色，高温受热变色光。

自然铜

1. 自然铜

自然铜为等轴晶系黄铁矿的矿石。本品为方块状，晶体呈立方体。立方体相邻晶面上的条纹相互垂直（重要特征），为五角十二面体的结合体。晶面等轴，相互垂直。本品显淡黄铜色金属光泽，有的呈棕褐色（为氧化成氧化铁所致），具墨绿色细条纹及砂眼。质重，硬脆，易砸碎。硬度6~6.5，比重4.9~5.2，条痕棕黑色或墨绿色，断口贝壳状，无臭无味。本品性平味辛，具有散瘀止痛，续筋接骨的功效。

2. 矿物自然铜

矿物自然铜为含较纯净的自然金属铜，系等轴晶系自然铜（单质铜），其晶体呈立方体，但也见有不规则树枝状、片状或致密块状结合体。颜色呈铜红色，表面带有棕黑色。条痕铜红色金属光泽。硬度2.3~3（刀、指甲难刻画），断口锯齿状，具延展性，有熔点（1083℃），电、热良导体。比重8.5~8.9。

3. 黄铜矿石

黄铜矿石为四方晶系黄铜矿矿石（$CuFeS_2$），其晶体呈立方四面体，但也见有致密块状粒状结合体。颜色呈黄铜黄色，表面带有黄褐色之错色。条痕绿黑色，金属光泽。硬度3~4，性脆，电良导体。比重4.1~4.3。

老中药师孙德海将自然铜性状鉴别特征总结为如下歌谣：

等轴晶系黄铁矿，晶体形态呈立方。
棱角多面集合体，表面金属光亮黄。
晶面等轴互垂直，条痕棕黑墨绿光。
药性辛平能散瘀，续筋接骨古传唱。

寒水石

1. 寒水石

寒水石为三方晶系方解石（主含碳酸钙）或单斜晶系红石膏（主含三水硫酸钙）的矿石。本品性寒，味辛、咸。具有清热解毒，除烦止渴的功效。

（1）方解石　主产豫、皖、苏、浙各省，为规则的块状结晶，常呈斜方柱形，具棱角，白色，有玻璃样光泽，透明或不透明。晶体可沿三个不同方向裂开（解理）。质硬而脆，硬度为3（比石膏硬），比重2.7。条痕白色或淡灰色。断面平坦，用刀可以刻画。滴加稀盐酸，即现二氧化碳气泡。

（2）红石膏　主产东北及山东等省份。为不规则的扁平状，大小不等，半透明。表面粉红色，用指甲可刻画（硬度1.5~2），其余同石膏（断面有纵纹理，显绢丝光泽，状如纤维，略有土气，条痕白色）。滴加稀盐酸，不现二氧化碳气泡。

2. 透石膏

矿物学名，即透明石膏，曾有作寒水石用，成分同石膏，呈薄板状、棱形、棱柱状。无色或灰绿色，透明。两面平滑，敲击时与平滑平行裂成（解理）片状，很像云母片，气微淡。

老中药师孙德海将寒水石性状鉴别特征总结为如下歌谣：

三方晶系方解石，结晶块状且规则。
有棱透明有光泽，条痕白色可刀刻。
单斜晶系红石膏，指甲刻画粉红色。
扁平块状半透明，比较石膏如一辙。
二物均称寒水石，清热降火止烦渴。

石膏

石膏为单斜晶系石膏的矿石。药性甘寒。生石膏具有清热泻火，除烦止渴的功效，煅用具有生肌敛疮的功效。石膏为纤维状的结晶集合体。性状大小不一。全体白色、灰白色，半透明。硬度低（1.5~2），质较松软，指甲能刻画，易纵向断裂，手捻能碎。纵断面具纤维状纹理，显绢丝光泽，条痕白色。置锅内煅炒，有水汽溢出，变沸腾状，继而成流体状，收干成白色粉末，用其粉末拌水可按意愿塑造不同的造型。

石膏有软、硬二种，从颜色分白、红二种，本品即为硬度低而松软，白色的石膏。后者称为红石膏。

过去曾有用寒水石（方解石或红石膏）作石膏用，临床疗效证实二者有所不同，不可代用。

老中药师孙德海将石膏性状鉴别特征总结为如下歌谣：

石膏单斜晶，纤状聚合体。
白色半透明，松软硬度低。
条痕显白色，光泽丝纹理。
煅烧变流体，拌水塑形体。
生用能泻火，煅用能生肌。

咸秋石与淡秋石

1. 咸秋石

咸秋石为卤化物类食盐经用泉水加工而成的盆状结晶块。主含氯化钠，习称“盆秋石”。本品为半球形的结晶块，洁白或淡黄色，有光泽。体重，质坚，易吸湿。气无，味咸。本品性味咸寒，具有滋阴降火除劳热。因含氯化钠，肾炎患者需忌盐者不可服。

2. 淡秋石

淡秋石为生石膏投入尿中久浸后表面凝结的干燥块，再经去杂质，漂洗去臭，研碎，水分，静置，分取沉淀物，摊平晾干而成的小方块。本品呈小立方块，显灰白色，手触之易沾染，质松易碎，气微味淡。本品与咸秋石所含成分差异较大，适合肾炎患者需忌盐者服用。

老中药师孙德海将咸秋石与淡秋石性状鉴别特征总结为如下歌谣：

咸秋石

盆状结晶盆秋石，主含食盐氯化钠。
洁白坚重有光泽，滋阴降火除劳热。
性味咸寒无气味，肾炎患者不可择。

淡秋石

石膏入尿久结块，漂洗去臭水飞采。
分取沉淀去杂质，制成秋石淡方块。
滋阴降火消瘀血，适用肾炎忌盐者。

阳起石与阴起石

阳起石为硅酸盐类矿物透闪石，主含含水硅酸镁钙。阴起石为硅酸盐类矿物角闪族阳起石岩，主含含水硅酸铁镁钙。

药材阳起石与阴起石的来源及形状有相似之处，也有区别。二者相似点为：均为不规则块状，均有绢丝样光泽和纵向纤维状纹理，质地也相近，粉末均忌与皮肤接触（易发生瘙痒症），气味相近。二者区别点：阳起石主含含水硅酸镁钙，而阴起石主含含水硅酸铁镁钙；阳起石显灰白或暗灰色或淡灰棕色，而阴起石总体偏于绿色，与含铁盐有关；阳起石有温肾壮阳功效，而阴起石则有益肾养阴的功效。临床使用时必须加以区别，避免混用。

老中药师孙德海将阳起石与阴起石性状鉴别特征总结为如下歌谣：

阳起石

硅酸盐类透闪石，碎块块状不规则。
纤状纹理且味淡，灰白暗灰淡棕色。
体重松脆易纵剖，黄棕条纹绢光泽。

温肾壮阳阳起石，二石误用均过失。

阴起石

硅酸盐类角闪石，灰绿浅绿暗绿色，
体重稍脆易纵剥，纤状纹理绢光泽。
益肾养阴阴起石，二石误用均过失。

龙骨

龙骨为古代哺乳动物如象类、犀牛类、三趾马鹿等大型动物骨骼的化石或象类门齿化石，前者习称龙骨或白龙骨，后者习称五花龙骨。

（1）龙骨　又称白龙骨 。呈骨骼状或已碎成不规则块状。大小不一。表面白色、灰白色或黄白色至淡棕色，多较平滑，有的碎石具弓形弧面，有的具纵纹裂隙或具棕色条纹与斑点，习称“白地锦纹”。质硬，砸碎后，断面不平坦，色白或黄白，细腻似粉质。关节处膨大，断面有蜂窝状小孔。吸湿力强，以舌舐之有吸力。无臭，味淡。

（2）五花龙骨　又称五色龙骨 。呈圆柱状或不规则块状。碎块大小不一，弓形弧面碎块明显。外表显淡灰白色、淡黄白色或淡黄棕色，夹有蓝灰色及红棕色深浅粗细不同的花纹，偶有不具花纹者。一般表面平滑，有时外层成片剥落，不平坦，有裂隙。质较酥脆，破碎后，断面粗糙，可见宽窄不一的同心环纹。吸湿力强，舐之吸舌。无臭，无味。镜下可见明显的骨组织构造。

曾有白石脂及赤石脂冒充或误作龙骨用，需加以鉴别。白石脂及赤石脂虽也有细腻粉质感、吸湿性、花纹等特征，但质地软，不如龙骨坚硬，色泽、花纹不如龙骨鲜明，颜色不如龙骨多彩，镜下没有动物骨组织构造。

老中药师孙德海将龙骨性状鉴别特征总结为如下歌谣：

三趾马犀鹿牛象，古代地下把身藏，
演化成石名龙骨，大者形如骨骼状，
小者大小不一样①，白地锦纹有隙孔②，
舐之着舌③五色良④，镇静安神收敛佳，

---

① 不一样：指情况、状况不同。

② 白地锦纹：指整块龙骨总体呈白色，但上面有不同颜色的纹理、斑点、条纹、裂隙细孔等组成的不同花纹特征，似锦纹样。

③ 舐之着舌：指龙骨以舌舐之有吸引力。

④ 五色良：指龙骨显示的不同颜色如淡灰白色、蓝灰色、红棕色等不同颜色花纹。此品习称“五花龙骨”，质量较优。

外用生肌又敛疮，它石冒我法用上[①]。

白石脂与赤石脂

1. 白石脂

白石脂为硅酸盐类矿物高岭石，主含水化硅酸铝。本品呈不规则的碎块，色白，细腻，吸湿性强，有黏性，土腥气。具有涩肠止血的功效，归胃、大肠经，用于久泻久痢等症。

2. 赤石脂

赤石脂为硅酸盐类矿物多水高岭石族多水高岭石，主含含水硅酸铝。本品呈不规则的小块，显粉红色、红色至朱红色，有红白相间色花纹，质软易碎，断面有的具有蜡样光泽，细腻，吸湿性强，有粘土气。味淡，嚼之无沙粒感。其功效与白石脂相似。

老中药师孙德海将白石脂与赤石脂性状鉴别特征总结为如下歌谣：

白石脂

硅酸盐类高岭土，主含水化硅酸铝。
多呈碎块不规则，黏性较强土腥气。
白色细腻强吸湿，涩肠止血治久痢。

赤石脂

主含含水硅酸铝，赤石多水高岭石。
色从粉红到朱红，质软断面蜡光泽。
莫把矿石作化石，区别三物配方实。

血竭

血竭，别名为麒麟竭、麒麟血、木血竭。进口药材来源为棕榈科植物麒麟竭果实和藤茎中的红色树脂加工而得，商品有手牌、皇冠牌，具有活血散瘀，定痛，止血生肌的功效。目前国产血竭为百合科剑叶龙血树或柬埔寨龙血树含脂木质部中提取而得，进口血竭较为少见。

1. 进口加工品（手牌、皇冠牌）

进口加工品略呈扁圆的四方形，直径6~8cm，厚4cm，重250~280g。底部平圆，顶部有包扎成型的纵折纹，外表或碎剖面显棕黑或黑色、黑红色，有

① 它石：指赤石脂、白石脂曾有冒用或误用作龙骨的现象。

光泽，因摩擦而成的细粉呈血红色，体重、质脆易碎，比重约1.2，故有“外表黑似铁，细粉红似血”的说法。若用于磨、搓、摸三个动作，手感如摸砂一般，没有砂子黏手的感觉。气无，味淡。水中不溶，热水软化。

简易实验一：嗅气味，有松香气味者可视为掺假。

简易实验二：热烙烫试纸，取本品细粉，置于白纸上，用烙铁隔纸烘烤即熔化，以白纸被染成红色并无扩散的油迹为佳。

简易实验三：水中不溶，热水中软化是正品。

简易实验四：醚浸醇稀释法，取样品10g，用石油醚50ml温浸，然后浓缩成30ml，加乙醇50ml后应无白色沉淀生成。

简易实验五：石油醚醋酸铜试验，样品适量用石油醚温浸，滤液加入醋酸铜试液，振摇、静置，二液分离后，上层不得显绿色。

2. 进口原装血竭

进口原装血竭为产地直接加工品，虽有果壳等杂质，质量较好。但形态各异较难掌握，应按规定检查确定，并确认进货手续齐全，渠道合法。

3. 国产血竭

目前正在区域使用，并有替代进口品之势。

老中药师孙德海将血竭性状鉴别特征总结为如下歌谣：

一看血竭圆四方，皇冠手牌进口用。
正品外表黑似铁，细粉颜色似血红。
二在手中磨搓摸，手感如砂不黏手。
三嗅气微苯甲酸，松香气味是伪蒙。
四用热烙烫试纸，微近白纸纸显红。
冷水不溶热水软，仿醇碱中甚易溶。
热醚浸液醇稀释，应无沉淀分异同。
石油醚中温浸液，再入试液醋酸铜。
摇察静时二液分，上层示绿松香同。
血竭活血祛瘀肿，收敛止血又镇痛。

冬虫夏草

1. 冬虫夏草

冬虫夏草为麦角菌科真菌冬虫夏草菌寄生于蝙蝠蛾幼虫上的干燥子座和虫

体。幼虫尸体如蚕状，长达 5cm，直径达 0.8cm。表面深黄色至黄棕色，背部具环纹达 30 个，近头部环纹较细，头部红棕色，腹部有足八对，其中四对明显。质脆易折断，断面内心充实，角质状，白色或黄色，四周深黄色。子座细长圆柱形，弯曲，下部从幼虫头部生出，略粗，上部稍膨大，长达 7cm，直径达 0.3cm，表面深棕色，有细纵纹，断面粉白色，气微腥，味微酸。

2. 冬虫夏草伪品

（1）亚香棒虫草、蛹草、凉山虫草　为麦角菌科真菌及同属不同种真菌和幼虫体的结合体。亚香棒虫草的子座寄生于幼虫头部，虫体表面棕黑色，子座有分叉；凉山虫草虫体表面黑褐色，子座单一或分枝纤细弯曲，长达 30cm；蛹草表面有皱缩，子座寄生于虫蛹头部。

（2）人工压模伪制品　虽然可见子座及虫体的复合物，但外表光滑，断面加碘试液显蓝紫色。

（3）地蚕　为唇形科植物地蚕的根茎。有地下茎特征，如有环节，节上有点状芽痕和须根痕，显微镜下有明显植物组织构造。

老中药师孙德海将冬虫夏草性状鉴别特征总结为如下歌谣：

冬虫夏草

麦角菌科冬虫菌，蝙蝠蛾科幼虫侵。
虫环明显足八对，质脆易折是实心。
顶部稍膨断如纤，子座细长圆柱形。
如蚕似草味淡腥，滋补肺肾益气精。

混淆品及伪品

夜蛾幼虫成蛹草，橙黄子座端钝圆。
亚香棒草头身短，黑色子座显曲弯。
唇形地蚕草石蚕，块茎棱形曲弯环。
压模伪造冬虫草，体重粉质色浅淡。

茯苓

1. 茯苓

茯苓为多孔菌科真菌茯苓的干燥菌核，菌核被松根穿过的成为茯神，该段木材称为茯神木。

（1）茯苓个　为完整茯苓菌核，经“发汗”去水，阴干而得，呈类球形、椭圆形或不规则的块状。皮薄，粗糙，显棕褐色至黑褐色，体重，质坚实。本品不易破裂，断面平坦，外层淡棕色或淡红棕色，内部白色，少数淡红色，呈颗粒状，有裂隙，无臭，味淡，嚼之粘牙。

（2）茯苓皮　为茯苓外皮，多呈片块状。外表棕褐，内表淡红棕色或白色，体软质软，略具弹性。

（3）茯苓片　鲜品去皮后切片即是，白色细腻，粘牙力强。

（4）茯苓块　切成方形或长形即是。

（5）赤茯苓　去皮后，内部显淡红色者即是。

（6）白茯苓　切去赤茯苓后，内显白色者即是。切成方块或片状，表面颗粒性，质硬。

2. 混淆品

取试样片块或粉末，滴加碘化钾 – 碘试液，显深红色者为茯苓，阴性反应者为猪苓菌核。

3. 伪品

系用淀粉压模伪制而成，取试样片块或粉末，滴加碘化钾 – 碘试液，显蓝色。

老中药师孙德海将茯苓性状鉴别特征总结为如下歌谣：

多孔菌科茯苓个，棕褐外衣坚重优。
脱衣稍显淡红色，断面色白加工求。
外衣名曰茯苓皮，利水消肿最常用。
茯苓规格有数种，赤茯苓显淡红棕。
顾名思义白茯苓，茯苓片块因加工。
本品不含淀粉粒，功效渗湿健脾中。
松根穿过名茯神，安神宁心常推崇。
区别猪苓碘化钾，茯苓片粉显红棕。
假品茯苓淀粉块，碘液示蓝法不容。

芦荟

芦荟为百合科植物库拉索芦荟、好望角芦荟等同属近缘植物的叶汁经浓缩的干燥物。前者称为老芦荟，后者称为新芦荟。新芦荟有光泽、质松（与老芦荟区别明显）。本品含无水芦荟苷，老芦荟不得低于 30%，新芦荟不得低于 15%，此为质量控制的关键指标。

老中药师孙德海将芦荟性状鉴别特征总结为如下歌谣：

芦荟块状不规则，表面暗红深褐色。
体轻质硬无光泽，断面粗糙易吸湿。
特殊臭气味极苦，性味苦寒能泻火。

海金沙与石松子

1. 海金沙

海金沙为海金沙科植物海金沙的成熟孢子。本品呈黄棕色或淡黄色颗粒状细粉。质轻，捻之有光滑感，易从指缝中滑落。气微，味淡。入水浮于水表面，加热吸水逐渐下沉。置火中易燃，爆鸣并闪光，无灰渣残留。显微镜下孢子为四面体，三角状圆锥体，可见三叉状裂隙，侧面呈类三角形，直径 60~85μm。孢子表面（外壁）呈类圆形或多角形瘤状纹理，孢子边缘波状弯曲，时有非腺毛混入。本品性寒，味甘。具有清热、利尿、通淋的功效。

2. 石松子

石松子为石松科植物石松的成熟孢子。孢子微细而疏松，呈粉末状，显淡黄色，质轻，无吸湿性。于器皿中稍加振摇即易滑动。比重 1.062，入水时浮悬于水面，煮沸则下沉。能浮在氯仿表面，但在松节油及纯乙醇中则下沉，吹入火焰中燃烧，有闪光，并闻炸响。无臭无味。在显微镜下观察，孢子为三棱形的锥体，直径 25~40μm（约为海金沙的 1/2），表面有细小六角形的蜂窝状网膜。常作撒布剂治疗皮肤糜烂。

老中药师孙德海将海金沙与石松子性状鉴别特征总结为如下歌谣：

海金沙

海金沙科海金沙，孢子颗粒色黄棕。
三角锥形四面体，质轻易滑落指缝。
燃之爆鸣并闪光，瘤状纹理藏身中。
清利湿热又通淋，善治淋证和水肿。

石松子

石松孢子石松子，孢子淡黄质轻细。
镜下三棱呈锥体，表面网纹蜂窝衣。
海金沙与石松子，燃之爆鸣闪光奇。
形态相近功效异，皮肤糜烂撒布剂。

青黛

青黛为爵床科植物马蓝、蓼科植物蓼蓝、十字花科植物菘蓝的叶或茎叶经加工制得的干燥粉末。本品为深蓝色细粉，体轻松，易飞扬。味淡，微有草腥气。粉末在微火中灼烧即产生紫红色烟雾。粉末滴加硝酸产生气泡，显棕黄色。真品粉末入水振摇，静置后水层不变蓝色（伪品水液会染成蓝色）。性味咸寒，有清热解毒，凉血消斑，泻火定惊等功效。

老中药师孙德海将青黛性状鉴别特征总结为如下歌谣：

青黛深蓝极细粉，体轻味淡气微腥。
灼烧烟雾紫红色，遇酸产气棕黄新。
入水水也不变蓝，染色伪品要分清。
清热解毒入血分，血热咽痛肺热清。

冰片

冰片为菊科植物艾纳香叶中提取的结晶体，习称“艾片”，为天然冰片的一种。进口冰片为龙脑香科植物龙脑香树脂的加工品，习称龙脑冰片。国产冰片为人工化学合成品，习称“机制冰片”。

（1）艾片　为半透明状结晶。直径2~8mm，厚2~3mm。白色，气清香，味辛辣浓烈，升华形成半透明块状或片状结晶，燃之有黑烟，主含左旋龙脑。

（2）龙脑冰片　为半透明块状、片状或颗粒状结晶，直径1~7mm，厚1mm，较薄。类白色或灰棕色，较艾片颜色为深，其余同艾片。主含右旋龙脑。

（3）机制冰片　为半透明薄片状结晶，直径5~15mm，厚2~3mm。白色，表面有如冰片的裂纹，质松脆，有分层，可剥离呈薄皮，手捻即成碎粉。气清香，味辛凉，主含消旋龙脑。

老中药师孙德海将冰片性状鉴别特征总结为如下歌谣：

药用冰片来源多，艾纳香提“艾片”称。
龙脑冰片是进口，机制国产为合成。
主含龙脑左右消，去翳开窍又醒神。

第二章
中药炮制传统技艺

第一节　中药切片技艺介绍

过去传统的中药饮片来源分为两部分：大部分品种都是由各中药店自行加工；另一部分即所谓的客片，不需再经改制，其中最大宗的当属茯苓，有云苓雪片、快片、小立方块等，其他如杭乌药片（如纸片一样薄）、桂枝片、桑枝片、土茯苓片、红藤片、苏梗片等亦即产地加工片。

饮片一词的由来：饮片在古代统称为咀片，顾名思义，咀从口，意为处方在调配之前需用牙齿或其他方法将药物切断。直至后来发现清朝吴仪洛的《本草从新》一书有用金属刀具将药材（如柴胡）切制为饮片的记载，并沿用至今。现将中药饮片的传统切制方法介绍如下。

一、饮片切制的前处理

1. 净制

如挑（大小分档，如白术、白芍等）、拣、簸去杂质和非药用部分（如浮小麦、金银花），刷、刮、剔、抽（如枇杷叶去绒毛，杜仲、厚朴去栓皮，穿山甲、豹骨去腐肉，猪苓去砂石，巴戟天、麦冬去芯等）、剪切、研撞与火燎（如龙胆草、麻黄去茎，香附、苍耳子、蒺藜去刺，鹿茸、升麻、苍术去毛须等）。

2. 水处理

饮片切制水处理是关键，历来就有七分润功，三分刀工，少泡多润，药透水尽，切忌伤水的说法。伤水饮片干燥后的主要特征就是翘片，其次就是连刀片和毛片纵向，当然也与刀片的锋利程度相关。

水处理的具体方法：抢水、喷淋、泡润、漂洗。

（1）抢水　即宽水，用流水快速清洗的方法，适合大部分的草类，含挥发油芳香类的药材如荆芥、佩兰、丹皮等。对下部茎梗较硬品种如藿香、益母草等，可将其下部稍浸，结合喷淋法来处理。

（2）喷淋　主要针对含挥发油芳香类的品种，将药材整齐堆放，以清水均匀喷洒 2~4 次，以适合切制要求为准。

（3）泡润　泡润药材，必须根据药材本身的质地、体积、大小、气温等来确定泡润时间的长短和加水量，并灵活掌握控制，其中特别注意的有两点：动物类药材需一次加足水，中途不得换水（海螵蛸除外）；根据药材特点对部分药材采取复润（如大黄、泽泻）、闷润（如山药、葛根）、吸湿回润（如当归、牛膝、玄参等）。总之，要切记伤水、变质（如含淀粉较多的山药、花粉、葛根），温度高极易发黏、泛红而变质。而槟榔的泡润则又需耐心和细致，以确保润透而不丢失药效。

贵重动物类药材浸润方法：①鹿茸：除去鹿茸表面茸毛，用白布包裹鹿茸，然后在鹿茸角基部挖一个小口，保留切块，灌入白酒，第一次灌满为止，盖上切块，用塑料薄膜封好，避免白酒挥发，连续 3 天添加白酒，夏、秋季润 7 天，冬春季润 10~14 天；② 鹿鞭、牛鞭：用白酒洗净外表，用白布沾浸白酒并略加热，然后包裹鹿鞭、牛鞭，用塑料薄膜封好，避免白酒挥发，连续 3 天添加白酒，夏、秋季润 7 天，冬、春季润 10~14 天。

浸润适度的检查方法：①弯曲法：如长条形药材白芍、山药等；②指掐法：如团块状药材白术、天花粉等；③穿刺法：如大黄、葛根等；④手捏法：如根与根茎类及果实类药材丹皮、枳壳、枳实、当归、独活等；⑤槟榔需用刀劈法，以无硬心为宜。

（4）漂洗　含食盐量较大的药材如昆布、海藻、大芸等。

二、传统切制的工具和方法

1. 切制刀具

切制刀具的制式南北各异，统称药刀，细分为板刀、削刀（切刀）、镑刀、刨刀、锉刀等，外形差别明显。以板刀为例，南方、中国香港地区和中国澳门地区的板刀尺寸较大，刀口多为月牙形。在过去，刀房师傅的刀具十分忌讳他人移动，因为刀板的刀刃和刀砖的形状能彰显使用者的技艺高低。最初切片时，总从前面下刀，因杠杆原理是最为省劲的方法，后经点拨才知道此为禁忌。一是极不安全，遇到质硬药材，身体会不自觉的前倾，这会伤及自己，二是经常使用一个力点切片容易变形，正确的下刀用力点应由刀的后部逐渐前移，有本领的师傅所用的刀具由后向前都略成一定的弧度。关于刀砖更有一句行话叫“刀砖两头低，到处无人欺，刀砖两头翘，白干还无人要”。因此，经常看到师傅除了磨刀，还会偶尔去磨一下刀砖，如此，磨出的刀口既锋利又耐用。苏浙皖地区板刀尺寸较小，刀刃多为平口，操作时，刀床（刀桥）左侧往往挂一护板以防饮片溅落，首先将需切药材理顺，将断落的枝置于中间，外层再以专用的竹制捺帚包住，随着板刀的上下，以捺帚将药材往前推送，饮片的厚薄全在捺帚推送的速度之间。原则是质地坚硬者宜薄，疏松者宜厚。对部分形状特殊的药材如槟榔、鹅眼枳实等则需配备另一种工具进行辅助，即蟹爪钳，以其尖齿钳住药物切成薄片，技艺高超的师傅能将一枚小小的槟榔切成108片。中药行业内一直流传着“半夏不见边，附子飞上天”的说法。镇江作为曾经的江苏药材集散中心（京口闸打索街兴旺时期，曾有过数十家的药材贸易货栈）也不乏业内高手。

2. 切制方法

（1）镑和刨　两者针对的药材和操作原理相近，不同者镑刀多用于细贵药材（如羚羊角、犀牛角等），刨刀多用于木质药材（如檀香、苏木、油松节等）。需镑片的角质类药材事先均需以水浸泡3~5天以利于操作。

（2）锉　用钢锉将药物锉为细末，主要针对部分临床用量偏小的贵细中药，为非常用药，不宜事先制备，如马宝、狗宝、象牙屑等。

三、饮片的类型

关于饮片的类型：历代流传的有平片、肾片、斜片、直片、花片（蝴蝶片）、马蹄片、排骨片（长片）、柳叶片、瓜子片、如意片、顶头片（横片）、方丁片（立方块）、云层片、空刀片等10余种。现将其主要归纳为7种：

（1）薄片（多为横切片、顶头片） 如白芍、当归、防风等，厚度一般在1~2mm，极薄片厚度一般不超过0.5mm，如半夏、黄连、玄胡、槟榔等。

（2）厚片（多为质地疏松、粉性大的药材） 如山药、沙参、泽泻等，厚度2~4mm。

（3）直片（所谓的格牌片、纵切片） 一般用于精制饮片。多流行于南方、中国香港地区及中国澳门地区。如当归身、黄芪、甘草、白芷、广木香等，厚度亦为2~4mm。

（4）斜片 多为突出药材的组织特征美观大方而切成的花样型饮片，如川芎（蝴蝶片），白术（如意片）。习惯又分为：粗者为马蹄片，如大黄、紫苏梗；中者为柳叶片，如桑枝、千年健；细者为瓜子片，如甘草、黄芪、桂枝等。厚度2~4mm。

（5）段、节 多为全草类药材和含黏液质较重的药材，如木贼、麻黄、党参、石斛、益母草等。直径5~10mm，长10~15mm。

（6）丝 多适用于叶类和皮类药材，如黄柏、合欢皮、陈皮、枇杷叶、荷叶等。皮宽2~3mm，叶宽5~10mm。

（7）块 主要为临床适用和下一步的炮制方便，常将药物切制为1cm^{3}的块状，如茯苓、葛根、阿胶等。

如今江苏省中药饮片炮制规范又统一制定以下3种标准：

薄片1~2mm　　极薄片0.5mm以下　　厚片2~4mm；

短段5~10mm　　段10~15mm　　块8~12mm；

丝、皮类为2~3mm　　叶类5~10mm；

其他不能切制的品种一般均需捣碎或研粉用（种子、贝壳、矿物）。

四、饮片的干燥

药材经切制后应及时干燥，因其含有一定的水分，极易导致霉变，有的容易变色而影响质量，如黄连、大黄干燥不及时会由黄变黑，槟榔、白芍则变红，槟榔还忌暴晒，宜晾干，还有黄柏、广木香、藿香等均需及时干燥。总之，除了切片后的干燥温度另有规定外，一般不超过80℃，含挥发性成分者不超过60℃。

第二节　中药磨粉技艺介绍

中药磨粉是中药炮制和制剂前处理的中药工作。

常用的中药传统磨粉工具有中臼（又称捣臼，分地冲、立冲两种）、石磨、铁研槽（研船）、冲筒（捣筒）、乳钵等。

一、地冲

1. 构成

地冲分臼体和杵棒两部分。

（1）臼体　为直径30~40cm，深约40cm的锥形花岗岩或大理石的石臼，包埋于一个120cm见方，向中心略有倾斜的水泥池，中央臼口与水泥池面相平。

（2）脚踏式杵棒　距水泥池边沿180cm左右立一门字形扶手，扶手下沿稍后置30cm左右小坑，作杵棒后端被踩下之用。在水泥池后方立60cm两根立柱，将长约200cm的杵棒穿固其中。顶端安装杵头，并保证杵头下落时与石臼底部完全贴合。

（3）辅助工具　100cm长竹片一根，用于翻搅与杵头的支撑。长椭圆形木盆一只，竹制筛架一具，所需细度的萝筛一套，白铁簸箕两只，刷帚两把，小扫帚一把。

2. 操作方法

一人立于门字形扶手后方（高130cm左右），一脚上前踩下杵棒（后端正好落于坑内），杵头上升，脚移则杵头下落，如此往复，将物料撞击粉碎。另一人则坐于杵头前方，手持竹片，在杵头上下的间隙中翻搅臼体内的物料，并视物料的粉碎情况及时将其舀出，添加新料。

二、立冲

立冲亦分臼体、杵棒两部分。

1. 构成

（1）臼体　较地冲要大，为直径约50cm、深约60cm、总高约80cm的锥形体（平底）。

（2）杵棒　长约 120cm，直径约 20cm，杵头装有一金属的环形齿状物与木质部平齐，另端装有一石质的环状物，约 2 千克，以增加杵头下落时的撞击力。

2. 操作方法

一人手持杵棒上下用力地将物料前后左右地翻捣，直至物料达到所需程度，如艾绒、麻黄绒等。

三、石磨

石磨有利用水力的大石磨和人力的手推石磨。通过磨芯高度的调整，来达到物料的粉碎细度和物料净度，常见的有苍耳子和蒺藜的去刺，以及一些粉性较强中药的研粉。

四、铁研槽（研船）

为一铁制的船形槽状物置于一个长方形的木质框架上，和一个有中轴的铁制研盘，其边缘与研槽的弧形底部贴合，再配以一副木质踏板，操作时人踩在踏板之上，以腰腿之力，前后摆动，推动研盘，利用前后、左右擦压的方式使药物受到挤压而粉碎，一般 3~5 分钟即可将药物倾出过筛，如此反复，以达到粉碎细度。本法主要用于质地松脆，不易吸潮，且不与铁起化学反应的药物。如有的药物油性和黏性较大，则又需采用串料粉碎法，即将此类药物分出，将余下药物先研成粗粉后再将分出的油、黏性药物分批、小量的加入混研。

过筛时使用套筛即双层筛，其底层为一平底的筛框，筛框上沿 1cm 处留有接口，上可套装 60 目、100 目或 120 目的不锈钢筛网，使用时能有效地防止粉尘外泄，非常实用。

五、冲筒（捣筒）

为最简单的撞击式粉碎工具，是冲臼的缩微版，只是筒体上方有盖，可防止药物溅出，操作起来看似简单，其实有包含着前后、左右的上下研压之力，其主要用于部分矿石类、贝壳类及果实、种子类的粉碎。

六、乳钵

常为陶瓷、玻璃或玛瑙材质的碗状体，配有相适的杵棒，一般用于特殊药物的精细加工（水飞），如珍珠、牛黄、朱砂、炉甘石以及冰片、麝香等。水飞所得的粉末可达微粉级。

操作时，可将药物先粉碎为20目左右的颗粒，倒入乳钵的药物可占钵体容量的1/10，加入适量饮用水，使水药成稀糊状，以拇、食、中三指紧握乳棒上端，用力平稳下压乳锤，由钵体中央向四周将药物缓慢进行圆周研磨至基本无砂粒感时，再加入适量饮用水继续研磨，稍后倾出混悬液于一固定容器内，留下残余物同上法继续研磨，反复数次，至研至无声，合并混悬液，沉淀10小时以上，倾出上清液，将滤得物干燥后研成细粉，即得。

注意事项：

1. 陶制乳钵因其表面粗糙，研磨效果要强于玻璃及玛瑙材质的乳钵，但易嵌入药物，不易清洗，因此不宜用于毒剧品种的粉碎。

2. 对某些特殊品种的研磨，有轻研冰片，重研麝香之说，此外珍珠还需与豆腐煮制，洗净、干燥后才易于粉碎。

第三节　中药炒制技艺介绍

将药物净制、切制、大小分档后，置铁锅内，以相应的火候和翻炒速度，使药物达到所需要求的方法称之炒制。其中又分为清炒和加辅料炒两大类。清炒分为炒黄、炒焦和炒炭三种。加辅料炒则分为液体辅料拌炒（炙法）和固体辅料拌炒（烫）两种。

一、清炒中药时注意事项

1. 清炒操作要点

以操作难度稍大，且具代表性的品种为例。

（1）炒黄

莱菔子：取净莱菔子置锅内，文火加热，中速翻炒至鼓起，有爆裂声，闻有萝卜香气时，取出放凉。传统认为炒莱菔子必须去皮，否则会有上嗳气，下走气的副作用而伤及脾胃。

水红花子（技术竞赛常用品种）：取净品置锅内投入量以占锅容积的2/10左右为宜，文火加热，使用特制刷帚，剔刷翻炒至药物有1/2爆裂，即可关火继续翻炒至大部分爆裂，有香气溢出时，取出放凉即可（水红花子的难炒之处在于体积小、重量轻，稍微大意即会炒焦，投入量少是为给其有足够的翻转空间）。

常用炒黄品种还有决明子、酸枣仁、苏子、蔓荆子、冬瓜子、麦芽、谷芽、芥子、牛蒡子等。

（2）炒焦

焦山楂：取净药材置锅内以中、武火加热，中速慢炒至药物外表焦褐，内部焦黄，每次投入量不宜超过锅容量的1/3，保证其翻炒均匀，同时应备喷壶一把，出现火星要即时洒灭，出锅后要摊晾，冷透并干燥。常用炒焦品种还有栀子、六神曲、槟榔、麦芽等。

（3）炒炭

蒲黄：该品种为黄色细小的花粉，质轻，细腻易结块，成团。炮制前应搓散团块，过60目筛，置锅中以中、文火结合，间用武火，翻炒速度宜中速稍快。本品种易燃，因此必备喷壶以及时洒灭火星，防止药材灰化，确保炭药质量。常用炒炭品种还有艾叶、荷叶、藕节、侧柏叶、干姜、地榆、荆芥、棕榈、贯众等。

一般来讲炒焦、炒炭的药物质地坚实者宜中、武火结合，交替使用，质地疏松者则应文、中火结合，交替使用间用武火。同时要切记在炒制结束后必须摊晾、干燥，待冷透方可入库，杜绝复燃现象的发生。

2. 炒制注意事项

（1）中药炮制“贵在适中”。炒制药物尤须注意：一般来讲炒黄多用文火，炒焦多用中火，炒炭则需武、文火结合，液体辅料拌炒多用文火，固体辅料拌炒则用武、中、文火相结合。

（2）翻炒速度应先慢后快，连续不断，老师傅的经验是左三、右四、中间带，结合火候的变化来调整速度的慢、中、快，避免药物炒制的“欠火不及”和“太过灰化”而失去药性的情况发生。

（3）药物质地的致密和疏松程度和自身含水量的多少，也是决定火候运用和翻炒速度的一个重要方面，因此要炒制一个色、形、味俱佳的药物是上述诸因素的结合和运用的结果。

二、加固体辅料炒中药注意事项

炒制中药时，加固体辅料可起到中间传热的作用，使药物受热均匀而酥脆，还可降低毒性，增强疗效。

（一）炒制用固体辅料的预处理

常用炒制中药的辅料有麸皮、米、土、砂、蛤粉、滑石粉等。

1. 麸皮

分清麸和蜜麸两种，清麸使用较少，常用于煨制药物，如煨肉豆蔻时，常用的多为蜜炙麸皮（蜜炙麸皮的制法：以定量麸皮和 20% 的炼蜜加适量开水稀释后与麸皮拌匀润透后文火炒干即得）。

2. 米

多用粳米。过筛干燥后备用。

3. 土

传统为灶心土，又名伏龙肝，现以洁净黄土代替。

4. 砂

有洁净河砂和油砂之分。

洁净河砂制法：用水淘洗后，过 40 目筛，干燥后备用。

油砂制法：每千克洁净河砂置锅内炒热后，加入食用植物油 2 千克拌炒至油烟散尽，砂的色泽均匀加深时，取出放凉备用。

5. 蛤粉

为海蛤壳煅制粉碎后，过 80 目筛所得的细粉备用。

（二）加固体辅料炒操作要点（以常用品种为例）

1. 麸炒

常用麸炒的品种还有山药、僵蚕、苍术、白术等。

麸炒枳壳：将铁锅武、中火加热后，投入定量蜜炙麸皮，烟起后迅速加入相应量的枳壳净片，快速翻炒至枳壳呈淡黄色时堆润（俗称捂）片刻，摊晾后，筛去麸皮即得，麸皮与枳壳的用量为 100∶10。

2. 米炒

常用米炒的品种还有党参、斑蝥等。

米炒党参：将定量浸湿的米置锅内以文、中火加热，至烟起时迅速投入相应量的党参净片，中速翻炒党参显黄色（火色），米呈焦黄色时取出，筛去米即可，药与米的用量为 100∶（20~30）。

当用米炒制毒性昆虫类药材（青娘虫、红娘虫等）时，常用米的色泽变化来掌握和控制炮制品的火候过与不及，以米变为焦黄色或焦褐色为度，而炒制植物药则以炮制品挂上火色（黄色）即可。

3. 土炒

土炒白术：取洁净灶心土或黄土细粉置铁锅内武火或中火翻炒至疏松、灵活状态时，迅速投入相应数量的净白术片，继续中速翻炒白术至表面均匀挂满土粉时（呈土色）透出白术固有的香气时取出，筛去土，晾透后即可。此外尚有土炒山药、土炒扁豆、土炒当归等。药与土的用量为 100：（20~30）。土炒法控制土温要点：因土质细腻、黏滞，土温过高药物易焦，土温过低则不易挂上土色，因此要灵活掌握武、中、文火的使用时机。

4. 砂炒（烫）

砂炒（烫）备砂：取河砂淘洗洁净后，干燥过 20 或 40 目筛备用。取过筛后的河砂置锅内炒热，加入 1%~2% 的食用油或蜂蜡拌炒至油烟散尽，砂色均匀有光泽时，取出放凉备用。砂炒可使药物酥脆，易于粉碎和煎出有效成分，降低毒性，矫臭矫味，去除非药用部位，进一步提高药物的纯度。

砂炒鸡内金（技术竞赛常用品种）：将原药材去杂质，大小分档，分别于宽水中进行漂洗洁净后，摊晾在竹匾或凉席上干燥，干燥后再行两次分档，最好能分为大、中、小三档，便于烫制。取上述河砂武、中火加热至河砂滑利，易翻动时，可先取一只鸡内金试炒，成功后则快速倒入适量生鸡内金（先大后小）快速翻炒至生鸡内金发泡卷曲、色变黄至绿褐色时，倒入 40 目的筛网内，下置一白铁皮托盘，将鸡内金过筛洁净后，余砂迅速置锅内，如此往复至鸡内金炒至结束。

注： 砂炒鸡内金说难不难，说易也不易，关键有三：一是干燥必须充分，干不透者则僵化；二是必须大小分档；三是掌握好火候，否则导致老嫩混杂，色泽不均。

砂烫马钱子：洁净河砂置锅内武、中火加热至砂滑利易翻动时，投入净马钱子，烫至鼓起，外表棕褐色或深褐色时取出，筛去砂，放凉去毛即可。

注： 马钱子为毒剧药材，河砂必须专用，用后要做好标记或做深埋处理，所用工具必须清洗干净，操作者宜做好防护，避免炒制时毒毛吸入。除此外，砂烫药物尚有砂烫穿山甲、狗脊、骨碎补、紫河车、豹骨、龟甲、鳖甲等。

5. 蛤粉炒

蛤粉烫制的药材品种不多，除阿胶外，尚有象皮和人指甲。

蛤粉炒阿胶：（1）将阿胶块置火上或100℃烘箱内（左右烘软，趁热切成1cm左右的丁块）；（2）取蛤粉（即煅海蛤壳粉碎后过80至100目筛），置锅内武、中火加热翻炒至滑利，灵活时经试炒成功后，即投入适量阿胶丁、块，快速翻炒至阿胶丁全部鼓起，以文火继续翻炒至内无溏心，呈圆球形，外表灰白或灰褐色。阿胶与蛤粉用量为100：（30~50）。

6. 蒲黄炒

蒲黄炒阿胶：取蒲黄置锅内文、中火炒热，试炒成功后加入阿胶丁、块，中速翻动至阿胶鼓起呈圆球形，外表棕黑色，内无溏心时取出，筛去蒲黄，摊凉即可。蒲黄与阿胶的用量约为1：1。

7. 滑石粉炒（烫）

将药物净制或切片后与滑石粉共同拌炒的方法称为滑石粉炒（烫）。该辅料滑腻、细小，与药物的接触面大，能使药物受热均匀，操作时多用中、文火，尤其适合烫制韧性较大的动物类药物。滑石粉烫制后可使药物质地酥脆，易于粉碎，降低毒性，矫其腥臭气味，利于用药安全和服用方便。以滑石粉炒制药物，除水蛭外，尚有狗肾、象皮、鱼鳔胶、刺猬皮等。

滑石粉炒水蛭：取滑石粉置锅内中火加热至灵活状态时，投入加工净制后的水蛭段，以中速稍快翻炒至水蛭呈收缩时改用文火，继续翻炒微鼓起，呈黄棕色时取出，筛去滑石粉，放凉即可。药粉用量为100：（15~20），以能完全掩盖药物为准。

注意：温度不宜过高，否则可使药物焦化，遇此状况可迅速加入冷滑石粉进行调温。

三、加液体辅料炒中药注意事项

加液体辅料炒指药物经净制或切制后加定量液体辅料拌炒，使液体辅料渗入药物组织内部的方法，也称为炙法。

由于所用辅料不同，又分为酒炙、醋炙、蜜炙、盐炙、姜汁炙和油炙等。药物经上述辅料炒炙后，其性味、归经、功效及理化性质方面都发生了相应的变化，从而起到降低某些药物的毒副作用、抑制其偏性和矫臭矫味的作用，使所制药物最大限度地发挥其疗效。

下面仅以上述辅料所炮制的代表品种举例如下：

1. 酒炙（炒）

酒甘、辛、大热，气味芳香，能升能散，具温经散寒，活血通络，引药上行之功。常用于活血散瘀，祛风通络及性味苦寒之药。如酒炒大黄、黄连可引药上行，缓和药物的苦寒之性。酒炒当归、桑枝能增强药物活血散瘀、通络之功。酒炒乌蛇、地龙可降低药物腥、臭之味。

炒（烫）与炙的区别：二者均是加辅料置锅内加热拌炒，操作方法类似，不同的是，一是加入固体辅料，一是加入液体辅料。固体辅料一般是武、中火结合，间用文火，翻炒速度快，在锅内时间短；液体辅料通常以文火为主，中火为辅，在锅时间长，翻炒速度慢，最重要的是炒制之前必须与辅料相拌，焖润（油炙除外）的过程。药与酒的用量为100：10。

酒炒黄连（炙）：取黄连净片与黄酒拌匀，加盖焖润至透（8小时以上），置锅内文火加热，慢速翻动至微干（略带焦斑）取出放凉。黄连酒炒，可引药上行，善清头目之火，姜汁制可缓和苦寒之性，治胃热呕吐，吴茱萸制则清气分湿热，散肝胆郁火。

吴茱萸炒黄连：取黄连净片与吴茱萸汁拌匀、吸尽、润透置锅内文火加热，慢速翻动至微干，取出放凉。（吴茱萸汁制法：每百斤黄连片用吴茱萸6斤，吴茱萸加水5倍左右，中火煎煮2~3小时，去渣取汁与黄连拌匀润透。）

姜汁炒黄连：取黄连净片与姜汁拌匀、吸尽、润透置锅内文火加热，慢速翻炒至微干，略带焦斑时取出放凉。药、姜用量为100：10。

酒炒地龙：取净地龙段用黄酒拌匀、润透置锅内用文火慢速翻炒至棕黄色，略有焦斑时取出，晾透。药、酒用量为100：15，地龙酒炒可矫味矫臭，增强其活血通络作用。

酒炒（炙）药物除上述药物外，尚有大黄、黄芩、当归、白芍、常山、桑枝、续断、川芎、乌蛇、蕲蛇。

2. 蜜炙

药物净制或切片后加定量蜂蜜（炼蜜加开水稀释）拌炒的方法称为蜜炙法。

蜂蜜甘、平，有甘缓补中、润肺止咳、解毒、矫味、润肠通便的作用，常用于止咳平喘、补脾益肺类药物。药与炼蜜的用量一般为100：25。

蜜炙药物注意事项：炼蜜黏稠，稀释时加开水亦不宜过多，应根据药材质地和季节而定，经验做法是以一份炼蜜加3~5倍的开水为宜。蜜炙的药物一定要去净灰屑、大小分档，否则炒制会黏结成团。蜜、药物相拌时，要揉搓、润透。翻炒时要控制好火候，以免蜂蜜焦化糊锅。

蜜炙甘草：取甘草净片加定量炼蜜开水稀释后拌匀，润透加热，中速翻炒，以文火炒至不黏手、色泽老黄时取出，放凉。甘草生用泻火，蜜炙后性转微温，可增强补脾和胃作用。

蜜炙品种除甘草外还有麻黄、枇杷叶、百合、黄芪、紫菀、百部、白前、桑白皮、款冬花、马兜铃、前胡等。

3. 醋炙

药物经净制或切制后，加定量米醋拌炒的方法为醋炙法。常用醋炒品种有三棱、莪术、柴胡、延胡索、五灵脂、甘遂、芫花、青皮、商陆、狼毒、大黄等。

醋，酸、苦、温，有消积聚、收敛、解毒、散瘀止痛的作用。因此，多用于疏肝解郁，散瘀止痛，攻下逐水的药物。药、醋用量一般为 100：20。

醋炙药物注意事项：若用醋量较少，不能与药物拌匀，可加开水适量稀释。部分药物如乳香、没药、五灵脂，先拌后炒易黏结和松散。可用先微炒后再边喷醋边拌炒的方法，炒制时，中速稍快，至显火色时即可。

醋炒香附：取香附净片与醋拌匀后焖润至透，以中、文火加热，中速翻炒至微干，呈深褐色（内外一致）取出放凉，筛去毛即可。药、醋用量为 100：20。

香附的传统制法尚有：①每 100 千克净香附用醋 12.5 千克、黄酒 12.5 千克，赤砂糖 6.25 千克，食盐 2 千克，其中糖、盐以开水化开与酒醋同掺，再与香附拌匀至辅料吸尽、焖润过夜，中、文火加热，中速翻炒至深褐色（内外一致）取出，晾透去毛屑；②四制香附：每千克净香附片用米醋 10 千克，鲜姜 10 千克（取汁），黄酒 10 千克，盐 1 千克（开水溶化后与香附拌匀吸尽焖润过夜，中、文火加热，中速翻炒至深褐色）。

香附的炮制除醋制外，还有姜制、酒制、童便制等。李时珍云：香附生用，上行胸膈，外达皮肤，熟用下走肝肾外，彻腰足；炒黑止血；童便炒入血分而补虚；盐水炒补肾气而润燥；酒炒行经络；姜汁炒化痰饮。

醋制乳香：取净乳香（黄豆大小碎块）置锅内中火加热，中速翻炒表面熔化微黏，及时均匀喷醋，再续炒至外部光亮时取出放凉。每 100 千克乳香用醋 5 千克。乳香除醋制外，尚有清炒、水煮和灯芯草拌炒。

乳香尚有下列传统炮制方法：

（1）清炒法：取净乳香置锅内，文火加热，慢速翻炒至表面熔化起烟，色泽呈棕褐色，呈油亮光泽时，置白铁或不锈钢托盘内，晾透敲碎即可。炒制时乳香不宜投放过多，以不到锅容量的 1/3 为好。

（2）水煮法：将乳香重量 3 倍左右的水于锅中煮沸，再以文火加热，倒入乳香边煮边搅至乳香全部熔化，除去漂浮在乳香上的泡沫、杂质及浮油，再以中、文火将其浓缩至棕褐色、稠膏状取出，置白铁或不锈钢托盘内压平，晾透后切成小块或敲碎即可。

（3）灯芯草拌炒法：一般用于洁净的乳珠（乳香中的上品）。取净乳香置锅内，文火加热，慢速翻炒至微烊化时，加入灯芯草段继续拌炒至质酥松脆时取出，去除灯芯草，此时的乳香呈黄白色，疏松颗粒或小块。每 100 千克乳香用灯芯草 6~25 千克。上述几种制法以水煮法较好，灯芯草法质量最佳（只适合小批量生产）。

4. 盐炙

药材净制或切制后，加定量食盐水拌炒的方法称为盐炙（炒）法。

食盐：咸、寒，有清热凉血、软坚散结、润燥、通便、防腐、矫味的作用。常用于补肾固精、治疝、利尿和泻相火的药材。药、盐用量为 100：2。

盐炒药物注意事项：因部分药材含黏液质较多，如车前子、知母及部分动物粪便如五灵脂，如先拌盐水会黏结成团和松散，因此要采用先微炒药物后喷淋盐水的方法。

食盐水溶液的制法：加水量一般为食盐用量的 3~5 倍，但也可根据药物的质地和吸水程度而灵活掌握。

盐炒药物应使用文火，特别是先炒药，后喷盐水的药物更要注意控制火候，防止食盐黏附锅底，除盐制杜仲要炒至胶丝易断外，其他盐制品种都是炒干即可。

盐水炒黄柏：取净黄柏丝，加盐水拌匀，焖润至透，置锅内文火加热，中、慢速翻炒，炒黄柏至微干，取出放凉。药、盐用量为 100：2。盐制后可缓和苦燥之性，增强泻相火之功。

盐炒车前子：取净车前子置锅内文火加热，慢、中速翻炒至微鼓起，取出喷淋盐水，拌匀后，再置锅内文火续炒至微干，取出放凉即可。盐制车前子可助药性下行，增强清热、利尿之功，并有助煎出有效成分。药、盐用量为 100：2。

除此之外，盐制品种还有泽泻、杜仲、小茴香、益智仁、橘核、知母、补骨脂、巴戟天、葫芦巴。

5. 姜炙

药物净制或切制后，加定量姜汁拌炒的方法称为姜炙法。

姜辛、温，有温中止呕，化痰止咳，发解散寒，解毒等作用，常用于祛痰止咳，降逆止呕的药物。药、姜用量为 100：10（鲜姜）或 100：3（干姜）。

姜炙药物注意事项：鲜姜取汁时宜先将生姜捣烂，加水适量榨汁，反复 2~3 次，务必要把姜汁取净，一般是 0.5 千克鲜姜制姜汁 0.5 千克，若用干姜也务必把姜汁取尽，宜先将干姜打烂，水煎反复 2~3 次，0.5 千克干姜取汁 1.5 千克，姜汁炙的品种不多，宜文火炒制中速翻动，唯姜汁竹茹，须中、文火交替使用。

姜汁炒竹茹：此品种看似操作简单，其实不然。拌制前竹茹净制时，必须去净残留的竹片和灰屑，分成小块，以便姜汁的拌匀，闷润过夜后，两手取适量竹茹团、块，置锅内以中火稍强火候加热，两手抓取竹茹快速稍用力下压，进行翻烫至竹茹色黄、微焦时取出，摊晾，冷透后即可。炒制竹茹文火炒不透，武火手又吃不消，因此以中火为好，竹茹质松易燃，特别是炒制后亦易复燃，必须勤加检查，安全第一。生竹茹清热化痰作用较强，姜汁炒可增强降逆止呕之功。

姜汁炒厚朴：取净厚朴丝加姜汁拌匀，润透置铁锅内加热文火，慢速炒干即可，药、姜用量为 100：10；或取生姜捣烂加水适量与去净粗皮的厚朴，置锅内以中、文火共煮至药透水尽，切丝干燥，药、姜用量为 100：10（干姜为 3）。

生厚朴行气燥湿，对咽喉刺激较大，姜制可消除对咽喉的刺激，增加宽中，止呕和胃的作用。除姜制竹茹、厚朴外，尚有姜汁炒草果仁和姜汁炒黄连。

6. 油炙

药材净制或切制后，加定量食用油脂加热处理的方法称为油炙法，根据药物的不同又分为油炒炙和油炸法两种。

油炙所用之油为羊脂和麻油，油炙目的：一为增强疗效，如淫羊藿以羊脂炙后可增强其补肝肾和助阳作用。二为利于粉碎，便于制剂，如虎骨、豹骨，经油炸后便于粉碎，有利于成分的煎出。

油炙的操作方法：将羊脂切碎，置锅内加热，炼油去渣备用。炒炙时取定量羊脂油置锅内，文火加热，放入药物进行拌炒，待油被吸尽，药物表面油亮，光泽稍具羊膻气即可。

油炸：取麻油置锅内中、文火加热至油沸时放入药材，续以文火炸至一定程度取出，沥去油。

油炙淫羊藿：取定量羊脂油置锅内文火加热熔化，投入净淫羊藿丝拌匀，再以文火拌炒，中速翻动至油被吸净，淫羊藿呈油亮光泽时，取出晾透。药、油用量为 100：20。油炙后增强药物温肾助阳的作用。

油炸豹骨：取定量麻油置锅内中、文火加热至微沸，投入净豹骨段块，续以文火慢速翻动，炸至色黄质酥时捞出，沥去油。药、油用量为 100：20。炸至好的豹骨相敲即碎。操作时锅内油量以不超过 1/2 为宜。

砂炒醋炙法：取净砂至锅内武、中火翻炒至滑利时，投入豹骨慢、中速翻炒至色黄，筛去砂，趁入置醋内淬酥。砂的用量以全部掩埋豹骨为度。骨、醋用量为 100：25。

炮制后便于粉碎，有利于有效成分的煎出。

7. 鳖血炒

鳖血炒柴胡：此法现在基本不用，具体操作为：取鳖血加黄酒稀释后，与净柴胡片或短段，拌匀、润透后稍闷，置锅内文火加热，慢、中速翻炒至干，呈棕褐色时取出晾透。药、鳖血、黄酒用量为 100：12.5：25，柴胡用鳖血炒后，可增强其养阴截疟之功。

四、煨制法注意事项

将药物以湿面或湿纸包裹，置于热火、灰中，或用吸油纸与药物隔层分放进行加热的方法称为煨制法。如今已采用滑石粉和麦麸加热拌煨的方法来取代上述的传统方法。药物进行煨制可除去部分挥发及刺激性成分，起到缓和药性，降低副作用，增强疗效。

煨制注意事项：以麦麸、滑石粉拌煨与拌炒不同，二者在辅料用量、受热程度和时间长短均有较大差别。煨制时还要根据药物的性质和大小不同来决定用量、加热时间，使药物受热均匀，避免大者未透，小者已焦。药物与辅料的用量一般在 100：（30~50）之间。

麦麸煨肉豆蔻：将净肉豆蔻大小分档与麦麸同置锅内以文火加热，慢速翻动，至麦麸呈焦黄色，肉豆蔻呈棕黄色时取出，筛去麸皮。药、麸用量为 100：（40~50）。

面裹煨肉豆蔻：面粉加水揉搓成块，压成面皮，将分档后的肉豆蔻逐个包好，或将肉豆蔻用水湿润，裹上滑石粉，外用如做水泛丸一样包裹3~4层面粉，约3mm左右，晾至半干，投入炒热的滑石粉锅内，慢速翻动，至面皮呈焦黄色时取出，筛去滑石粉，放凉剥去面皮。药、面、滑石粉用量为100∶50∶30。

滑石粉煨肉豆蔻：取滑石粉至锅内，中、文火加热，炒至灵活状态时，投入肉豆蔻，慢速翻动至肉豆蔻呈棕黄色时，取出筛去滑石粉。

上述三种煨法，肉豆蔻都需趁热切厚片，本品含大量油质，有滑肠之弊，并有刺激性，煨制后降低了油质，减少刺激，增强了固肠止泻的功能。

煨制法除肉豆蔻外，还有葛根、木香等。

第四节　发酵发芽技艺介绍

一、发酵法

药物在净制或切制后在一定的温、湿度条件下，利用微生物的繁殖，使其表面产生黄白色霉衣（菌丝）的方法称为发酵法。通过发酵可改变药物的原有性能，产生新的作用。经验认为，发酵后的药物应气味芳香，无霉气，曲块表面布满黄白色霉衣，内部生有斑点者为佳。如发现黄衣而后变黑，是因药物的堆层厚，环境的湿度高而导致腐烂现象。因此，发酵环境的最佳温度应控制在35℃左右，相对湿度在70%~80%。下面以六神曲的制法为例介绍发酵技艺。

六神曲的制法：由辣蓼、青蒿、苍耳草与赤豆和苦杏仁的粗粉加入面粉和麦麸混合后发酵而制成的曲剂。一般有两种制法。

制法一：将鲜青蒿、鲜辣蓼、鲜苍耳切碎，赤豆和苦杏仁打成粗粉与足量的面粉和麸皮混合，搅拌均匀，加水适量揉制成颗粒状软材（以手握成团，搓之即散为度）装入特制模具中（$2cm^3$的小方格）稍压摊平，置洁净室内上盖麦秆，控制温度35℃左右，相对湿度70%~80%，让其自然发酵。经4~6天，表面生成黄白色霉衣，取出低温干燥。药物配比：鲜青蒿、鲜辣蓼、鲜苍耳各5千克，赤豆、苦杏仁各6千克，面粉50千克，麦麸50千克（不宜过粗）。

制法二：物料配比同上，不同之处是加入酵母粉38克，经搅拌均匀制成颗粒状软材后，置特制容器内，平铺15cm厚，上盖经沸水消毒后的草席或麻袋，每天定期翻2~3次，湿度控制同上，约5~7天待全部发酵后取出，压制成条，再切成$2cm^3$左右的小块，低温干燥即可。

注意事项：本品制作的最佳时间，经验认为7月份左右为宜。视曲块的黏结状况可调整面粉和麦麸用量，即40千克面粉，60千克麸皮，如无三鲜，改为干货亦可（为鲜货用量的1/3）。

本品成品形状为方形或长方形小块，外表土黄色，粗糙、质脆、易断。可健脾和胃、消食、调中。一般不生用，多炒焦用，以增强止泻作用。

焦六曲：取神曲块置锅内（大、小分档去屑）武、中火加热，中速翻炒至外表焦黑色，内部深棕色时，取出置通风处摊晾，翻动时要留意是否有复燃迹象，须摊晾冷透后入库。现实中曾有因神曲未冷透而复燃引起火灾的事故。

二、发芽法

将成熟的果实及种子，净制以后，用水湿润，保持一定的温度和湿度，使其萌发幼芽的方法，称为发芽法，又称蘖法。通过发芽可使药物产生新的功能。

发芽方法：取成熟饱满的大麦、稻（籼稻）、粟（粟米）、豆（黑豆），以清水浸泡适度，捞出，置于排水良好的容器内，或室内地面上用湿物盖严，每日淋水2~3次，隔日翻拌一次，保持湿度均匀，在18~25℃的温度下，经3日后即能发芽，待芽长2~5mm左右时，取出干燥。

操作要点：在发芽过程中应多加检查，勤淋水，防止药物发热霉烂，浸泡的时间及淋水的次数，也是根据季节情况增减。发芽时由于先生根，后发芽，因此必须在芽长出5mm左右时，立即取出，及时干燥，避免发芽太长而影响药效。选用新鲜成熟、颗粒饱满的果实，最好先做发芽试验，发芽率要在88%以上为佳。

1. 麦芽制法

取颗粒饱满的新大麦（芒大麦）置竹箩内浸泡3~4小时，含水量达45%~50%，手捏大麦，芒尖不刺手为准，捞出沥去水分，置适宜环境中上覆湿麻袋或湿蒲包，控制温度在20℃左右进行催芽，每天淋水2~3次，使湿度保持相对稳定，以保持发芽所需要的水分，每隔8小时翻动一次，使疏松、透气。如此既防高温，又可防低温，防止麦芽产生充烧和霉烂，待芽长达5mm左右时，及时取出干燥。

炒麦芽：取净麦芽置锅内，中、文火加热，中速翻动，炒至表面呈棕黄色，略有焦斑时取出，摊晾去屑。

焦麦芽：取净麦芽置锅内，武、中火加热，中速翻动，炒至表面焦黄色，取出摊晾，冷透（防复燃）去屑。

麦芽生用健脾、和胃、通乳；炒用行气消食、回乳；焦用可消食化滞。

2. 大豆黄卷制法

取粒大饱满的黑豆或黄豆，去杂淘净，清水浸泡6~8小时，至外皮略有皱缩捞出，置竹箩内，在洁净通风的室内，上盖湿物，每天以30℃左右温水喷淋2~3次，促使大豆发芽（夏天宜用冷水）待芽长至10mm左右时取出晒干。

制大豆卷有以下两种方法：

制法一：取灯芯草、淡竹叶置锅内煎汤适量，去渣，加入净大豆卷，用文火煮至汤被吸尽，取出干燥。大豆卷、灯芯草与淡竹叶用量比为100∶6∶12（灯芯草、淡竹叶煎液以12.5千克为宜）。

制法二：大豆卷100千克，以625克麻黄煎水15千克拌匀吸尽置锅内，文火加热，慢速翻动，炒至表面深黄色时取出。

大豆卷未制时又称清水豆卷，可清热利湿，发汗解表。灯芯草、淡竹叶制能增强清热利湿功能。麻黄制则增强其发热解表功能。

注意事项：浸泡时间要根据季节增减，发芽过程中要采取遮光措施，以免出芽时变青芽，青绿色则不能入药。

采用发芽方法的品种除上述两种，还有谷芽（以粟发芽）和稻芽（以籼稻发芽）。

第三章
中药制剂传统技艺

第一节　中药丸剂制备传统技艺

中药丸剂是传统中药剂型的一种，是在中药汤剂的基础上发展、改进而来的，与散、膏、丹、汤剂诸剂型相比虽各有所长，但丸剂的药材利用度更高，也便于服用、携带、储存。

一、中药丸剂的分类

中药丸剂为中医临床医生根据临床辨证施治而开出的为患者量身定制的临方丸剂，根据制作方法分为蜜丸、水丸、水蜜丸、糊丸和蜡丸等剂型。常以水泛丸为主，水蜜丸为辅。

成方丸剂常以蜜丸、水泛丸和水蜜丸多见。蜜丸又分为大蜜丸、小蜜丸两种。大蜜丸再分 3 克粒重、6 克粒重、9 克粒重三个规格。

二、中药丸剂的制法

下面分别介绍水泛丸与水蜜丸的手工泛制方法和注意要点。

（一）水泛丸

1. 所需工具

泛匾一张（匾框直径 65cm 左右、弧形底为好），刷帚两把（水帚一把，剔帚一把），不锈钢锅铲一把，不锈钢脸盆两只，小喷壶一把，10 目至 20 目不锈钢筛各一张，80 目至 120 目以上不锈钢筛各一张。

2. 丸剂处方中的饮片粉碎处理

细粉中要有 1/3 通过 80 目筛，2/3 通过 100 目以上筛（对处方中部分难以粉碎的药物，如丝瓜络、大腹皮及矿石类，且量又较大的可采取煎汤代水的方法），称取占总粉量百分之三或五的 80 目粉作起模用粉。

3. 起模

以水帚蘸取少量凉开水，均匀刷于药匾一角，约占药匾底部的 1/4（俗称水区）。用不锈钢锅铲将模粉撒布水区，转动药匾使模粉分布均匀，用剔帚将模粉向同方向剔刷。将剔刷下的湿粉翻向匾的另侧（此时的湿粉已成细小颗粒），以同法再操作一次，把两次得到的湿粉合并轻轻转动药匾数次，添加少量的 100 目细粉，轻轻转动药匾使干粉全部黏附在湿粉（细小颗粒）上，将其颠翻至药匾另侧，用水帚蘸凉开水刷布水区将细小颗粒翻回水区，转动药匾并稍许增加次数和力度。如此数轮，待颗粒直径增至大约 2mm 时，丸模基本成型。

将丸模晾晒或低温烘至四成干时，用 10 目和 20 目不锈钢筛分档，去除最小和最大的颗粒（留至丸粒增大时和成稀糊上浆用），使剩下的丸模大小一致。

4. 泛丸

用水帚蘸适量凉开水（宁少勿多），将丸模从干区翻至水区，转动药匾使丸模沾湿均匀，以不锈钢铲取100目干粉，撒布丸模上快速转动药匾，使丸模均沾，继续转动30次以上，使丸体紧实，如此往复，当丸体将至3毫米时，改用80目粉（此时加水、加粉亦是宁少勿多），直至80目粉全部用完，随着丸粒的增大，匾内丸粒重量亦随之增加，应及时分匾与分档，留在匾内的丸重以1000克左右为好。水区面积亦应由原来的1/4扩展为2/5，同时要逐步将多余的丸模及不规则丸粒和成稀糊浆于丸粒表面。如此往复，要不断增加旋转药匾的次数（每次加粉后的转动不低于60次）。增强翻、撞、抽、掼的力度，确保丸粒成型后不松散。随后进入盖面收盘阶段，从100目细粉中筛取120目以上的极细粉作为最后数次添加的细粉，继续操作使丸粒大小合乎规定要求。此时的翻、撞、抽、掼次数应不少于200次。至此，泛丸结束，进入晾晒和烘干程序。

4. 干燥

因泛制的丸药含水量较大，故应及时干燥。使用烘箱时，温度应控制在80℃左右，烘干含挥发性成分的丸药时，烘箱温度应不超过60℃。采用晾晒法的应注意环境卫生，定时翻动避免色差。总之，干燥后的丸剂含水量应控制在百分之十以内。

5. 水泛丸的包衣

根据医疗需要，有时需将水丸包上不同的外衣，常用的包衣材料有：滑石粉、青黛、朱砂、赭石等。方法是将干燥后的水丸置于药匾内，加适量的淀粉糊不停转动，使丸粒表面全部湿润，加入适量的包衣粉，操作如水泛丸制作方法，直至包衣材料用完。包衣材料的用量一般为干丸重量的百分之五至百分之十左右。

（二）水蜜丸

水蜜丸的泛制操作方法与水泛丸基本相同，所不同的是以百分之三十左右的炼蜜水作黏合剂代替水泛丸中使用的凉开水，但起模时必须使用凉开水。正常泛制时，要注意对炼蜜水浓度的控制，即丸粒由小到大，蜜水浓度亦由低到高，至收盘时再由高转低。如此泛制出的水蜜丸才能够光滑、圆整。干燥后的水蜜丸含水量应控制在百分之二十以内。

第二节　中药膏滋制备传统技艺

中医内服膏方是中医临床根据患者的不同体质和临床表现，在通过体现中医辨证施治和整体观念特色而开出的大型复方汤剂的基础上发展而来的一种剂型。通过浸泡加水煎煮、压榨、去渣、沉淀、浓缩、过滤、加入糖蜜或其他辅料而制成的一种呈稠厚半流体状的浸出制剂。因其性滋润，故又名膏滋。

一、中药内服膏方的特点

口感好、体积小（定量软包装更方便）、浓度高、易保管、服用时间长。一般而言，活血通经、滋补调养及抗衰老药剂多采用膏滋剂型。主要适用于体质虚弱及慢性病。

二、中药内服膏方的来源

1. 成方膏方

即中医经典方或传统方。它们具有疗效确切、处方固定、有生产批准文号、由专门生产厂家批量生产、市场有售、面对大众的特点。如常见的十全大补膏、两仪膏、二冬膏、洞天长春膏等。

2. 临方膏方

也就是我们现在所指的中医膏方。它是由临床经验丰富的资深中医师根据不同的患者个体通过辨证施治而开出的一人一方、临时调配、单独熬制的膏方。无须生产批准文号。传统流行的冬令膏方、夏季膏方均属此类。它与前者的区别是：更加注意整体观念对患者个体在全面调理的基础上辨证施治并配以不同的辅料而开出的相应膏方。有的医生还会在患者服用膏方前先开出一些汤药，即所谓的开路方。

三、临方膏方的组成

常规饮片（饮片随证处方一人一方）。

细贵药材：人参、海马、三七、西红花等。

药食兼用的补益药：核桃仁、桂圆肉、黑芝麻等。

胶类药物：阿胶、龟甲胶、鹿角胶等。

为改善口感，增强补益作用，还需加入糖、蜜、酒等其他辅料。糖、蜜在使用前还需进行炼制以除去多余的水分，净化去杂，杀灭微生物。

糖的种类通常包括以下几种：

冰糖：性平，味甘。具有补中益气，和胃润肺的功效。

白糖：性平，味甘。具有润肺生津，和胃补中，舒缓肝气的功效。

红糖：性温，味甘。具有补血破瘀，舒肝祛寒的功效。

饴糖：性温，味甘。具有健脾胃，补虚冷，润肺止咳的功效。

蜂蜜：性平，味甘。具有补中益气，润肠解毒的功效。

常用酒，如黄酒：性温，味甘、辛。具有矫味，通血脉，行势药的功效。

此外，尚有针对特殊病患的木糖醇、元贞糖、甜菊糖等。

四、膏方制作要求

膏方制作场所的设施及台账，制作场所必须有足够的余地。

卫生要求：室内的地面、墙面、屋顶应光滑无缝，便于清洗、消毒，有完善的通风、照明、防虫、防鼠和消防设施，制作场所应分割为准备间（浸泡、煎煮）、制作间（浓缩、收膏）、凉膏间（盛膏、消毒、成品存放）。每道工序应有严格的清场制度，制作过程使用的所有工具容器都必须采用优质耐腐蚀、易清洗，且不与药剂起化学反应的材质制作。

建档要求：建立可核查的流水台账及随膏方制作工序而流转的生产流程卡片，内容包括接收日期、处方医生姓名、膏方服用者姓名、服用与贮存方法、细贵药材名称和数量、添加辅料的名称和数量、盛膏容器（定制软包装、玻璃碗等）、客户联系方式以及发放登记和回访记录。

人员要求：所有膏方制作人员都应进行卫生健康检查，患有传染病和皮肤病者不得上岗。膏方制作人员应进行岗前培训，考核合格方可上岗。关键岗位应由经验丰富、具主管中药师职称以上人员担任。膏方制作场所不得吸烟、进食，在岗人员必须穿戴工作服、鞋帽、口罩。做好劳动防护，防止滑倒、烫伤。

五、临方膏方的制作过程

1. 浸泡

认真核对每料膏方制作流程卡上的姓名、细贵药材名称及数量、使用辅料的名称及数量。加水量一般是在饮片浸透后，加至超过药面 20cm 左右，或加以饮片十倍量的水。细贵药材应单独浸泡，煎煮残渣再合入一般饮片同煎。浸泡时间应不少于 8 小时。

2. 煎煮

视药物性质煎煮二至三次，初次煮沸后，以中火持续煎煮 40 分钟左右，榨汁后加冷水至超过药面 15cm 左右，持续煎煮 20 分钟。榨汁与前者合并，以八十目筛网过滤，静置 10 小时以上。取上清液再用一百目筛网过滤，转入下道工序。

3. 浓缩

武火煮沸后，用 100 目小筛网持续地撇去浮沫，浮沫基本撇清后，兑入细贵药汁，继续浓缩后按工序加入胶类、糖类辅料，最后加入黄酒、炼蜜，改用中、文火继续浓缩至以膏板挑起后呈线状时，用 100 目筛网过滤，再转入下道工序收膏。

4. 收膏

此阶段的关键是控制好火候，以中、文火为主，防止粘底起焦。在充分持续地搅动下，徐徐加入细贵药材或事先准备好的核桃肉、枣泥、黑芝麻、桂圆肉等，待混合均匀后，以文火继续浓缩至膏体成蜂窝状沸腾，用膏板挑起呈片状下落（俗称挂旗），表明膏滋已成。定量软包装，不宜加放核桃肉、桂圆肉等。

5. 盛装

将膏滋装入经消毒烘干后容器内，贴上打印好的标签（膏方人姓名、联系电话、膏方序号、服用贮存方法、数量等内容）。此内容除数量外均应与膏方发放台账一致，以便发膏时核对无误。

6. 凉膏

凉膏间自然存凉（约 10 小时以上），凉透后加盖，容器干燥和膏滋自然凉透极其重要，稍有疏忽就会产生霉变。

六、内服膏剂的制法

内服膏剂即中药煎膏剂。中药煎膏剂系指药材加水煎煮，去渣浓缩后，加糖或蜂蜜制成的稠厚状半流体剂型。由于煎膏剂经浓缩并含有较多的糖或蜜等辅料，故具有药物浓度高，体积小，稳定性好，便于服用等优点。煎膏剂的效用以滋补为主，兼有缓和的治疗作用，药性滋润，故又称膏滋。也有加糖的称糖膏，加蜂蜜的称蜜膏。煎膏剂多用于慢性疾病，如益母草膏多用于妇女活血调经；养阴清肺膏多用于阴虚肺燥，干咳少痰等症。受热易变质及以挥发性成分为主的中药不宜制成煎膏剂。

1. 煎膏剂的制备工艺

（1）炼糖或炼蜜　煎膏剂中的蔗糖和蜂蜜必须炼制后加入，其目的在于去除杂质，杀灭微生物，减少水分，防止煎膏剂产生“返砂”（煎膏剂贮藏一定时间后析出糖的结晶）现象。炼糖的方法：取蔗糖加入糖量一半的水及 0.1% 的酒石酸，加热熔解保持微沸，至糖液呈金黄色，转化率达 40%~50%。返砂与煎膏剂所含总糖量和转化糖有关。总糖量控制在 85% 以下，转化率控制在 40%~50%。返砂的原因与煎膏含总糖量和转化糖量有关。若总糖量超过单糖浆的浓度，因过饱和度大，结晶核生成的速度和结晶长大速度快，一般应控制总量在 85% 以下为宜。糖的转化程度并非愈高愈好，在以等量的葡萄糖和果糖作为转化糖的糖液，转化率在 10%~35% 范围内，有蔗糖晶体析出，转化率在 60%~90% 范围内，显微镜或肉眼可见葡萄糖晶体。转化率在 40%~50% 时未检出有蔗糖和葡萄糖结晶，蔗糖在酸性或高温条件下转化时，果糖的损失较葡萄糖大，为防止在收膏时蔗糖的进一步转化和果糖的损失，应尽量缩短加热时间，降低加热温度，还可适当调高 pH 值。

（2）制备工艺流程　浸泡→煎煮→浓缩→收膏→分装→成品。

浸泡：先将配齐的药料检查一遍，把胶类药拣出另放。然后把其他药物统统放入容量相当的洁净容器内，加适量的水浸润药料，令其充分吸收膨胀，稍后再加水以高出药面 10cm 左右，浸泡 24 小时。

煎煮：根据方中药材性质，将其切成片、段或粉碎成粉末，加水煎煮 2~3 次，每次 2~3 小时，滤取煎液，压榨药渣，压榨液与滤液合并，静置，用适宜的滤器滤净。若为新鲜果类，则宜洗净后榨取果汁，其渣加水煎煮，合并果汁与水煎液备用。

浓缩：将上述滤液加热浓缩至规定的相对密度，或以搅棒趁热蘸取浓缩液滴于桑皮纸上，以液滴的周围无渗出水迹时为度，即得“清膏”。

收膏：取清膏，加规定量的炼糖或炼蜜。除另有规定外，一般加入糖或蜜的量不超过清膏量的 3 倍。收膏时随着稠度的增加，加热温度可相应降低，并需不断搅拌和除去液面上的浮沫，直至能扯拉成旗或滴水成珠（将膏汁滴入清水中凝结成珠而不散）即可。一般相对密度在 1.4 左右。

分装：待煎膏充分冷却后，再分装于洗净（或灭菌）干燥的大口径容器中，盖严，以免长霉变质。分装时应待充分冷却后加盖密闭，以免水蒸气冷凝后流回膏滋表面，久贮后表面易产生霉败现象。

2. 保存方法

中药膏滋服用的时间比较长，要求放入冰箱，防止霉变；配备专用调羹：舀之前不用水冲洗，防止沾到膏方里霉变。

第三节　中药酒剂制备传统技艺

说起药酒，大家总觉得相较于中药的其他剂型要操作简单，服用方便，且疗效确切，能更好地贴近老百姓自己的生活，而受到人们青睐。

从酒的发明到药酒的使用，在我国已有几千年的历史。《黄帝内经》就载有“汤液醪醴”治疗邪气时至，服之万全的案例，其醪醴就是药酒。《汉书》更称酒为“百药之长”。酒辛、甘、大热，本身就具有通血脉，行药势之功。经过历代医家的不懈努力和探索，将其配以相应的药物，使其效果倍增。时至今日药酒已从当初治疗关节疼痛，肢寒体冷，肚腹冷痛的疾病，广泛应用于内、妇、伤、外、骨科及防病养生的多个领域；用药亦从单味浸泡发展到数味乃至几十味的大型复方制剂，并积累了丰富的临床治疗经验。在辨证施治的基础上做到了因证施方，因方用药，达到了方证合拍，而不是那种随己所好的简单。正因为辨证施治，方证合拍所配制的药酒才可以发挥出最大的治疗效果，其中最著名的药酒有虎骨（豹骨）酒、木瓜酒、冯了性药酒、五加皮酒、山楂酒、参茸酒、龟龄集酒等。而流传在民间的药酒验方更是不计其数。如参茛酒、参楂酒、虫草酒、虎杖酒、屠苏酒等。

为和大家共享药酒的制作方法，下面仅就民间最为常见的浸泡法和大家一起交流。中药酒剂和膏剂一样，分为内服和外用两大类。其主要区别为：内服药酒常以补肝肾、调脾胃、补气理血、滋养的平和药为主，基本不用性烈毒剧药物；外用药酒多以祛风除湿、理气止痛、活血化瘀的药物，常辅以川乌、草乌等毒剧药物，药酒浓度也较内服药酒高。

一、内服药酒的配制

（一）药酒处方

应在专业医生的指导下选择适合自身体质的处方，不赞成自以为是的用药。

（二）容器

选择陶瓷和棕色玻璃材质的容器，根据药物多少来决定容器大小，留有余地。使用前要清洁消毒。

（三）药物处理

药物配齐后宜再次洁净，除净杂质和非药用部位，抢水洗后晒或烘干，打成碎块或颗粒。

（四）药、酒比例

酒宜选 60° 左右的优质粮食白酒，药、酒比例一般为 1：（3~7），视药物性质而定，质坚体重者易少，质泡、色艳、滋补者宜多。

（五）浸泡后的处理

瓶口密封后需每日摇振 1~2 次，夏秋浸泡后 7~10 天，冬春浸泡后 20 天左右即可饮用。浸泡分掺入法和多次法。掺入法指当容器内的药酒，较难倾出时，即可加入纯净白酒，如前法浸泡，饮至味淡。多次法指到期将药酒倒出，将药物榨干再次如上法浸泡，将浸出药酒合并后饮用（贵细处方的药材残渣如山参、虫草、鹿茸等宜烘干后研末与药酒冲服）。

（六）服用方法

1. 遵医嘱。

2. 服用后如出现不适，应立即停服，并咨询处方医师是否继续服用。

3. 服药酒后，要禁服其他药物，特别是化学药物，以免引起毒副作用。

4. 不擅饮酒者可兑入少量白开水，或蜂蜜冲淡后饮用。

（七）药酒的储藏

1. 储酒容器应选择小口、长颈的棕色玻璃瓶或其他陶瓷材质的坛罐，且易于密封的容器，以免发生化学反应。

2. 储存地点要清洁、凉爽、避光，不与易燃、易爆、气味强烈的物品同处，防止危险发生、串味。

3. 容器要贴上标签，写明配置日期、处方内容及服用方法，以免误服。

二、外用药酒的配制

（一）按处方要求备齐药物，打成碎块，按药与酒 1：4 左右的比例加入 60° 以上的白酒或 75% 的酒精。

（二）容器密封后每日摇振 1~2 次，夏秋浸泡 15 天，冬春浸泡 1 个月左右后，随用随取。

（三）当药酒不易倾出时，再以 1∶3 的比例加入白酒或酒精，用至味淡、色浅。

（四）使用方法

以棉签蘸取药酒以患处痛点为中心，做同心圆搽擦，先轻后重，3~5 分钟左右，患处皮肤发热或微红即可；亦可于搽擦后，再以双层纱布蘸取药酒敷于患处，其上覆以薄膜用电吹风加热 10 分钟，以不灼伤皮肤为度。

（五）贮藏

与内服药酒同。

第四节　中药外用膏药制备传统技艺

外用膏剂系指选用适宜的基质将药物制成专供外用的半固体或近似固体的类型。按剂型分为软膏剂、膏药、橡胶膏剂三种主要的膏剂。另外，类似软膏剂的剂型有糊剂及涂膜剂。

一、概述

1. 软膏剂

系指将药物加入适宜基质中，制成容易涂布于皮肤、黏膜或创面的半固体外用剂型。软膏剂的制法可归纳为研和法、熔和法、乳化法三种。

2. 膏药

即中药硬膏剂，系指以铅硬膏为基质，并含有药物或药材提取物，摊涂于纸、布或兽皮等裱褙材料上，供贴敷于皮肤的外用剂型。硬膏剂包括黑膏药、白膏药、橡胶膏、贴膏剂等。黑膏药的制备分为药材的提取、炼油、下丹成膏、去“火毒”、摊涂等过程。

3. 橡胶膏剂

系指以橡胶为主要基质，与树脂、脂肪或类脂性物质（辅料）和药物混匀后，摊涂于布或其他裱褙材料上而制成的一种外用剂型。橡胶膏剂的制备分为：药料的提取、制备胶浆、涂料、回收溶剂、切割加衬。

二、制法

（一）黑膏药

1. 黑膏药的组成

（1）基质　一般由食用植物油如麻油、菜油、豆油、棉籽油、桐油等和桃丹（又称黄丹、朱丹、东丹、铅黄、铅丹）即四氧化三铅组成。正常使用多以麻油为主，因麻油性凉、质纯，熬炼时产生的泡沫少，制成的清膏外观光亮。

（2）药料　由一般药材与细贵药材组成，一般药材用以炸料，细贵药材则多研磨为细粉在膏药摊涂时使用。

2. 黑膏药的制备

（1）炸料　取麻油置锅内，微热后将药料投入。顺序为坚硬、肉质及鲜药宜先下（根茎、果实类），质地疏松者宜后下（草药、皮壳类），炸料时宜先文火后中火并不断搅拌至药料表面深褐、内部焦黄为度，此时捞去药渣即得药油。

（2）熬炼　以100目筛网过滤药油，继续熬炼。先武火（330℃左右），后改用中火（250℃左右），至油炼到起白色浓烟、锅中油花向中央集聚或药油滴入冷水中凝聚成珠，吹之不散则油已练成。

（3）下丹　黄丹应事先炒干过筛备用，油、丹比例一般为每500克药油加150~210克黄丹，原则上冬季略少，夏季略多。下丹宜用武火，油温掌握在320℃左右。方式又分为火上下丹与离火下丹两种。

火上下丹：边加热边下丹，黄丹下完继续熬炼至膏成。（为防起火传统做法是制备一些青菜在火起上时可投入锅中灭火。）

离火下丹：将药油连锅一同离火，撒入黄丹，往同一方向不断搅拌直至成膏。成膏标准：当药油由棕褐色变为黑褐色时，取出少量滴入冷水中，数秒钟后取出，若膏不黏手，稠度适当，则膏成。

（4）去火毒　方法有三。一是将膏药趁热细流状倾入大量冷水中，不断搅拌，直至凝结，取出后挤干水分。二是将膏药置水中浸泡或在阴凉潮湿的地方放置一段时间，最少一周。三是将膏药直接吊在井水之中，月余后再用（镇江唐老一正斋膏药即用此法）。

（5）摊涂　取膏药置适宜容器中，水浴融化掺入细料药，搅匀，定量摊涂在裱褙材料上即成。

（二）白膏药

以食用植物油与宫粉（又称官粉、铅粉、铅华）为基质，制作方法与黑膏药同，亦需先浸药、炸料、炼油。唯不同处在下铅粉时，油温需控制在100℃左右，徐徐递加宫粉、搅拌，当其将要变黑时，迅速投入冷水中，成品为黄白色，再将其制成小纸型膏药即可。（如今已不常用。）

第四章
中药采集栽培技艺

第一节　中药采集技艺

镇江地处江苏宁镇丘陵地带，曾经盛产一些药材。镇江地产药材是镇江历史上非常值得回忆和自豪的一大亮点。不仅品种多，而且质量好。较为著名的有茅苍术、明党参、金蝉花、紫丹参、桔梗、南沙参、香附、半夏、太子参、天南星、地骨皮、瓜蒌皮、天花粉、春柴胡、何首乌、黄精、玉竹、徐长卿、芦根、射干、六月雪、夏枯草等。其中，茅苍术还被南北朝时期的著名医药家陶弘景推崇为玉液金浆，作为皇室贡品；近代还在巴拿马的万国博览会上评为大奖。再如地产的明党参、金蝉花还畅销南方地区。

根据1983年全国中药资源的普查结果，镇江地区的中药资源有850多个品种，常用品种近300种，由各乡镇供销社和药材收购站直接收购的品种亦达120种左右。具体品种如下：茅苍术、百部、南沙参、桔梗、紫丹参、明党参、羊乳、天冬、苏贝母、紫苏、前胡、香附、天南星、半夏、香薷、车前子、地骨皮、红旱莲、墨旱莲、山藁本、车前草、仙鹤草、威灵仙、苦参、白薇、龙胆草、徐长卿、五加皮、草乌、延胡索、苏叶、苏子、天花粉、瓜蒌皮、瓜蒌子、天仙藤、青木香、马兜铃、商陆、黑白丑、陈皮、瞿麦、萹蓄、蒲黄、松花粉、漏芦、桃仁、苦杏仁、蛇床子、地肤子、蝉蜕、蛇蜕、龟甲、鳖甲、蜈蚣、乌梢蛇、茵陈、槐花、益母草、小胡麻、春柴胡、鱼腥草、三白草、何首乌、首乌藤、银花藤、络石藤、金沸草、旋覆花、泽兰、田基黄、石见穿、白茅根、芦根、射干、鬼箭羽、夏枯草、白头翁、天葵子、鹤虱、仙鹤草、桑白皮、桑叶、桑枝、凌霄花、豨签草、臭梧桐、侧柏叶、辛夷、女贞子、马齿苋、荠菜花、紫地丁、蒲公英、苍耳子、苍耳草、白鲜皮、马勃、油松节、黄精、玉竹、白蔹、泽漆、透骨草、合欢皮、合欢花、半边莲、半枝莲、杜板归、椿根皮、苦楝皮、虎耳草、洋金花、地锦草、虎杖、酸浆、平地木、刘寄奴、薤白、卷柏、丝瓜络等。下面列举具有代表性的镇江地方传统品种，介绍其采集技艺。

1. 茅苍术

正品苍术分南、北两种，茅苍术为南苍术之极品，来源于菊科植物茅苍术的干燥根茎。主产江苏句容市茅山周边地区，故名茅苍术。野生原植物根茎为横走，除断面朱砂点密集明显、气味芳香外，易起霜是与其他苍术和家种者最为明显区别，如今非常难觅，已到濒危地步了。采挖为春、秋两季为宜，即春季刚出苗和秋季地上部分已枯萎时其质量最佳。挖取后除净泥土，晒或烘干，撞去须根。

2. 春柴胡

本品为江苏地区习用品种，来源于伞形科植物柴胡或狭叶柴胡的干燥全草，与《中国药典》收载品种用根不同，商品分为芽胡（连根带苗15cm左右）、春柴胡（连根带地上部分50cm左右），习惯认为芽胡质量最佳，其气清香宜人，挖取后除净泥土，晒干即可。

3. 桔梗

本品为桔梗科植物桔梗的干燥根。老药工传统采收上虽有春沙参、秋桔梗之说，认为以秋季采挖最佳，但实际操作却是春季刚出苗时采挖最好，干燥后断面质实，颜色白；秋季采挖则多为空心，质地轻。初加工一般为挖取后趁鲜洗净泥土，用竹刀刮去外皮，即时干燥。过去收购时按直径、长度分为五个等级，分别称为王面、正王、副王、大面、二面。

4. 南沙参

本品为桔梗科植物轮叶沙参或沙参的干燥根，又名空沙参、泡参。春、秋两季均可采挖，挖取后即时洗去泥土，趁鲜刮去外皮，干燥即可。过去尚有鲜沙参这一规格，现今亦改革为不去外皮。

5. 明党参

本品为伞形科植物明党参的干燥根。别名山花，粉沙参，4 月底、5 月初新苗初出时挖取，洗净置沸水中，宽汤煮沸数分钟至内无白心，捞起放清水中浸 3 天，以竹刀刮去外皮后晒干，其品质最佳者称为银牙，长 10cm 左右，如牙色银黄，具蜡样光泽，匀条粗枝，大头。挖取、洗净、去皮、直接晒干者称为粉沙参。该品种多不切片，与金蝉花大部分销往南方及中国香港地区和中国澳门地区作为药膳之用。

6. 天冬

本品为百合科植物天冬的干燥块根。一般于霜降前后采挖，此时浆足，水分低，质量好，挖取后大小分档，洗净后去除两头须根，投沸水中宽汤烫至外皮稍裂，趁热撕去外皮，再以清水漂洗干净，传统干燥方法需用硫黄熏两次，如今为清水漂洗直接晒干或烘干。

7. 半夏

本品为天南星科植物半夏的干燥块茎。按半夏的生长习性，一年内有两个生长旺期，清明前后为第一个生长旺期，直至夏至前后气温升高，地上部分开始枯萎，整个植株进入休眠，此时为第一个采收期。采取挖大留小并保护好茎上珠芽的方法，培土覆盖，适当遮阴。直至 8 月下旬处暑以后，天气渐转凉爽，半夏也开始萌动，进入第二个生长旺期，直至 10 月下旬霜降以后可进行采挖，挖取后去净泥土，置室内堆闷 2 天，厚度约在 15cm 左右，取出至流水处，脚穿草鞋进行踩踏以搓去外皮，再于流水中将外皮漂洗干净，即时晾晒或烘至干。亦可将置木桶或竹筐内用专用木杵上下搓擦除去外皮，再行漂洗干净。

8. 天花粉

本品为葫芦科植物栝楼或双边栝楼的干燥根。一般于初春2~3月或秋末9~10月采挖，以初春采挖为佳，挖取后以清水洗净，刮去外皮（或不刮皮）切成10cm左右长段，粗者再剖2~4瓣晒干（或至石灰水中浸泡过夜再捞出晒干），镇江地产天花粉以前曾广销南方并经中国香港地区出口，声誉极好。

9. 太子参

本品为石竹科植物孩儿参的干燥块根。6~7月地上部分即将枯萎时采挖，初加工方法有二：一为挖取后洗净泥土，置沸水中宽汤煮烫约2分钟左右，捞起沥干，暴晒至七成干搓去须根干燥，此法加工的产品色泽微黄带白，断面角质样，不易霉蛀，易保管。二为挖取后筛净泥土，直接晒至7成干再搓去须根，续晒至干燥，唯成品色泽深黄，断面粉性，较易霉蛀，一般均采用前法。

10. 白及

本品为兰科植物白及的干燥块茎。一般秋末冬初，霜降前后，挖取块茎，除去地上部分及须根，洗净置蒸笼内或用沸水浸烫2~3小时，蒸、烫至熟透软化，取出晒干。

11. 益母草

本品为唇形科植物益母草的新鲜或干燥地上部分。鲜品春季幼苗期至初夏花前期采割；干品一般于夏至前后，植株生长旺盛，花未全开时，割取地上部分晒干。益母花：为唇形科植物益母草的干燥花蕾，夏至前后花初开时，择晴天上午采收，摊竹匾内，经常翻动至干燥。小胡麻：为唇形科植物益母草的干燥种子，9月秋分前后，地上部分变黄时，割取全株以木棒敲打使种子脱落晒干，扬去叶片，筛去灰屑晒干。

12. 丹参

本品为唇形科植物丹参的干燥根和根茎。春季出苗后及秋季地上部分枯萎后均可采挖，以秋季挖取质量佳。挖取后除去残茎和须根晒干。传统做法是将挖取的鲜根堆放至阴凉处覆以雨布使其发热，内部（断面）变为紫红色后再晒干。丹参采挖后直接干燥者断面色白，发汗后干燥者断面色紫黑。

13. 金樱子

本品为蔷薇科植物金樱子的干燥成熟果实。深秋霜降前后果实成熟时采收，干燥后置撞笼内擦去宿萼及毛刺即可。金樱子肉：将净金樱子稍浸、闷润后纵切两瓣，挖去毛、核即为金樱子肉，或将金樱子肉置笼内蒸透干燥，质量更佳。

14. 黄精

本品为百合科植物滇黄精、黄精或多花黄精的干燥根茎。按形状不同，习称“大黄精”、“鸡头黄精”、“姜形黄精”。春、秋二季采挖，除去须根，洗净，置沸水中略烫或蒸至透心，干燥。以深秋、霜降前后挖取质量最佳。

15. 栀子

本品为茜草科植物栀子的干燥成熟果实。9~11 月果实成熟呈红黄色时采收，除去果梗和杂质，置蒸笼内蒸至上汽，或置沸水中宽汤略烫约 2 分钟左右取出，干燥即可。

以上所列品种，除栀子以外，都曾是镇江地产药材中的当家品种，但随着时代和环境的变迁，如今专业的药农已经消失，过去仅市郊的丁卯、广东山庄、小码头等地都有专业的药农，他们当时能采挖到的茅苍术、七叶一枝花、白及、龙胆草、徐长卿、柴胡等已基本绝迹，其他品种也只能说有，但已形不成商品。其次，随着老一代药农的消失，过去民间很多用之有效的草药偏方也将跟着湮灭。再者，即使现在部分确有疗效的草药验方也因与现代科技靠成分、数据、结果重视的束缚不相兼容而淘汰。好在国家近年来出台了一系列的关于中医药政策还是非常及时和有力的，但最为关键的还是如何能将其落到实处。其四，如何看待传统经验和现代研究成果的关系，如民间有三月茵陈四月蒿，五月茵陈当柴烧。认为茵陈以三月产新的幼苗品质最佳，而现代研究成果却是五月所产有效成分最高。再如柴胡，本地过去一直认为春柴胡中以芽胡质量最好，但如今的主打品种基本都是柴胡根，如果仅从气味来讲，芽胡的确是清芬袭人，故多为老前辈中医所喜用。

第二节　中药栽培技艺

二十世纪八十年代以前，镇江医药站作为地产药材的收购经销主渠道，为当时镇江地产药材的生产、发展起到了无可替代的作用。那时医药站设有专门科室负责地产药材的种植计划与质量标准制定、种植与采收加工技术辅导等各项工作，为全区 11 个县市的药材重点乡镇和药农提供全方位的服务，除了有一整套完备的生产收购组织体系外，当时的中药系统还拥有一批理论与实践经验丰富，在省内中药界享有很高知名度的老药工师傅如夏述先、夏文孝、朝鹤亭、刘世杰、滕宗汇等人，从而保证了镇江医药站在中药材的生产和采购工作中一直走在全省的前面。除上述工作外，镇江医药站还代管着省药材公司数千亩的药材培植场，场内培植和养殖的动植物药材有好几十种，为镇江的药材人工栽培打下了良好的基础。当时场内种植和养殖的品种有杜仲、厚朴、山茱萸、红花、丹参、梅花鹿、蛤蚧、甚至还尝试种植过黄连，当然有成功，也有失败。

镇江家种药材的现状及代表品种的栽培方法：镇江地区人工栽培中药材起步较早的，有句容袁巷，天王地区的茅山地道药材种植基地，采用的是公司加农户及药材经纪人的模式，公司地址在袁巷，栽培品种主要有苍术、桔梗、丹参、柴胡、射干、白及、太子参等；稍晚的有方山茶场中药材基地，后来的丹徒上会药材种植基地，方山基地栽培的主要品种为苍术、白及、吴茱萸、宣木瓜、卫矛、闹羊花等；上会基地的主要品种为金银花、桔梗等；再有就是由当年丹阳县医药公司牵头的地鳖虫散户养殖和近年兴起的药企基地如天诚公司黄菊花种植基地。下面列举三个品种的人工栽培方法。

1. 南苍术

南苍术的适应性较强，喜凉爽气候，宜排水良好，pH 值显微酸性的腐殖质沙质土为好。种植方法有以下两种：

（1）种子繁育：准备苗床，入冬前耕翻土地，施足基肥入冬后进行冻垡，以尽量杀死地上害虫，开春后在耕翻冻垡地上做畦宽 120cm 左右，两侧开沟宽 30cm，深 20cm 左右中央略呈馒头势苗床，清明前后耙细表土，开行距 20cm 左右浅沟（5cm 左右）条播，苗床保持湿润约 20 天左右出苗，待苗高 10cm 左右时，选择阴天或傍晚时，移至大田定植（最好为翻耕两次，施足基肥的坡地），浇水成活后进入正常田间管理。

（2）分株繁殖：清明前后挖起老株，视根茎芽头多少切成数段，每段至少保留两个芽头，稍凉后穴栽与苗栽一样，株行距均为 20cm × 30cm，浇水成活后转入正常田间管理。

采挖：苗栽 3 年左右可挖，分株两年左右可挖。常见虫害为蚜虫，可用 40% 乐果乳剂喷杀。

上述所讲为一般的南苍术栽培方法。道地的野生茅苍术则野性难驯，至今未有大的突破，其一旦转入人工栽培即是由原来的根茎横生连珠结节状变为斜直而生的圆柱状。

因此市场上现在基本没有茅苍术，多是安徽、湖北等地所产的南苍术。

2. 射干

射干适应性较强，喜温暖，耐旱，耐寒，对土壤要求不严，以中性偏酸土壤为宜，忌水渍，注意排涝。种植地宜入冬前耕翻并施足基肥，进行冻垡，到次年 3 月中下旬在耕翻冻垡的土地上作畦，宽 120cm，行距 15cm，开 5~6cm 浅沟。

（1）种子繁育：将种子均匀撒入后覆土镇压，苗床保持湿润，约 20 天左右可出苗，待苗长至 6~7cm 时，择阴天或傍晚时移栽，栽后浇水，保持湿润，约一周后，苗可成活转正常田间管理。

（2）根茎繁殖：结合射干的采挖，可见 2 年生的根状茎上带有很多芽点，按其自然生长状况，将其切开数段，每段要带芽点两个，将长的须根剪短至 5cm 左右即可，随切随栽，深度 10cm 左右，芽点朝上，株行距同苗栽，复土，镇压，浇水即可。

育种苗栽的需三年才可挖取，以块茎分植只需 2 年即可挖取。田间管理与苍术同，每年春季需松土除草，6~7 月再行松土除草并结合追肥，以后每年早春还需追施堆肥，采挖前期以磷、钾肥为主施肥。

3. 太子参

镇江地区栽培太子参历史悠久，野生者亦多，太子参喜温暖湿润气候，忌强光，怕涝，耐寒性强，有低温发芽、长根的特性，宜疏松、富含腐殖质的土壤栽培，生长期短，整个的生长发育时间仅 4 个月左右。为越年生植物，一般于 6 月下旬地上植株枯萎后即可挖取，挖取时即选取形体优美壮实的个体（块根）砂贮于阴凉、干燥处至 10 月霜降前后栽种，于耕翻施足基肥的大田中，大田需精耕细耙后做畦，一般畦宽 120cm，畦的两侧要开沟排水，畦面以行距 15cm，深 12cm 的浅沟，以株距 6cm 左右排放种根，可斜放或平放，要芽头朝上并保证芽头平齐，避免种根栽种过浅或过深，保证芽头距畦面 6cm 左右即可，因太子参的生长特征为茎节生根，栽种过浅则地下茎短，茎节就密，长出的新根都集中于表土层中形成的块根会互相缠抱从而体形小，产量低，栽种过深，则茎节长，新块根虽大，但数量少，产量亦低，因此栽种时一定要深浅适度，顶芽距地面 7cm 为宜，即所谓的上齐下不齐，才能既保证新参个体大，又能保证产量。栽种时亦可仿效半夏的栽法准备一板长 120cm，宽 15cm 的木板，以木板开沟，边退边排放种根，为提高效益在两行太子参中间预留 10cm 左右以套种黄豆，黄豆长大后即能增加收益，又可为太子参遮阴。

以上所举的几个栽培品种实例，仅是本地药材栽培中的几个代表品种，其他如南沙参、桔梗、丹参、半夏、柴胡、南星、栀子等都是本地的传统栽培品。近几年对吴茱萸、木瓜、白及、金银花等的栽培又变得较为热门。由于现代科技的发达，特别是农业栽培技术的发展，如组织培养、大棚温控湿控的快速育苗，给过去自繁自育的栽培模式带来了巨大的便利，绝大部分的药材实生苗均可通过网购，由快递公司送货上门，由此带来的一个巨大问题就是此类幼苗的抗病虫害能力较弱，如何解决这一问题是目前面临的一大难题，还有就是对农作物的栽培，国家相关部门应组织专家来制定化肥的使用比例，季龙宝老中药师认为，政府部门应制定相应办法，大力鼓励农户使用农家肥（如充分发酵后的各种堆肥、圈肥、沼气肥、各类粪肥）种植中药材。农村有句俗话，叫庄稼一枝花，全靠肥当家，这个肥就是指农家肥，土地多施农家肥才能增加地力，多施化肥只会让地越施越瘦，因此药材种植只能靠多施农家肥，少施化肥，为此事季龙宝老中药师已呼吁了三十年，今天再次提出以供相关部门参考。

主要参考文献

[1] 国家药典委员会. 中华人民共和国药典一部 [M]. 2020 年版. 北京：中国医药科技出版社，2020.

[2] 康延国. 中药鉴定学 [M]. 北京：中国中医药出版社，2003.

[3] 张延模. 临床中药学 [M]. 第 2 版. 上海：上海科学技术出版社，2012.

[4] 江苏省药品监督管理局. 江苏省中药饮片炮制规范 [M]. 2002 年版. 南京：江苏科学技术出版社，2002.

[5] 江苏省卫生厅. 江苏省中药材标准 [M]. 1989 年版. 南京：江苏科学技术出版社，1989.

[6] 孙德海，武谦虎. 易混淆中药鉴别 [M]. 北京：中国医药科技出版社，2015.

[7] 江苏省药品监督管理局. 江苏省中药饮片炮制规范第一册 [M]. 2020 年版. 南京：江苏凤凰科学技术出版社，2020.

后 记

为什么要做这个课题?

老中药师技艺传承课题指导者武谦虎主任中药师：中成药工厂化生产后，对中药材的用量越来越大。过去强调道地药材，现在种植养殖中药材的地域范围扩大，造成中药品种比较混乱，药材越是紧俏则掺杂越多，具有丰富实践经验的老药师已很少，像孙老师已经年近 80，季老师也已经 71 岁了。基层单位也不能全部靠用仪器来分析，而且仪器分析也不能解决所有问题。中药鉴别、传统中药炮制、制剂技艺需要抢救地传承。现在中医传承做得比较好，但是中药技艺传承比较薄弱，通过两位老中药师的授课、实践和通过做此课题把老中药师的传统技艺传承下去。

学员表示受益良多，两位老中药师的徒弟共有 5 人。

老中药师技艺传承课题负责人凌美副主任中药师：要好好向老师们学习中药鉴别知识和中药制剂知识。她告诉记者，虽然孙德海老师已经 78 岁高龄，但是他几乎每次都是第一个到教室。虽然手上还拄了拐棍，还有糖尿病造成的视力下降等问题，但是上起课来，却是精神矍铄、神采飞扬。

副主任中药师沈永权：现在年轻人对中药这一块，很多都不感兴趣了。比如中药材的鉴别、临床应用，对孙老师和季老师大半生的经验总结，可以更好地帮助我们传承下去。中药最基本的剂型是中药汤剂，也可以做成粉剂，还能做成膏剂、丸剂等，传统的剂型就是膏丹丸散。两位老师毫无保留地将知识传授给我们，这样的精神是难能可贵的。通过学习，我们对一些模棱两可的东西逐步清晰了，真可谓受益匪浅。

副主任中药师黄晓凡：我们在学校学习的知识理论化些，实践相对较薄弱，虽然在工作中有一定的接触，但仍有一定的局限性。而两位老师这么多年的经验阅历、理论和实践都相当的丰富，许多东西讲究见多识广。中药的真伪鉴别是我们学习的重点，老师结合当今市场上存在的假冒伪劣品的比较，来给我们讲解如何识别真伪药材。两位老师尊崇传统但是不守旧，有自己的想法，认为现在有些短缺产品可以由符合省标或地标的药材来代替。另外从两位老师身上感受到一种很敬业、专业的职业精神，我感觉他们那种踏实、不马虎、实事求是的认真和专业，正是我们年轻的中药从业人员应该学习的。

主管中药师张宏兵：工作20余年，虽然掌握一些中药鉴定学理论，但在实际工作中发现一些易混淆中药还是比较难鉴别，通过师承学习，获得较为全面的中药鉴别理论和实践知识。如桃仁和苦杏仁形态上二者很相似，气味上稍有区别；香加皮和五加皮外形略相似，但气味上有差异；细辛和徐长卿形态上虽然很相似，但气味上有区别。

主管中药师费凯：医院在中医中药这块加大了重视力度，向两位老师学习后，感觉在中药鉴别、制剂和炮制学方面学到了很多理论和实践知识，深感获益匪浅。